看護・介護のための
人間工学入門

小川鑛一・鈴木玲子・大久保祐子・國澤尚子・小長谷百絵 共著

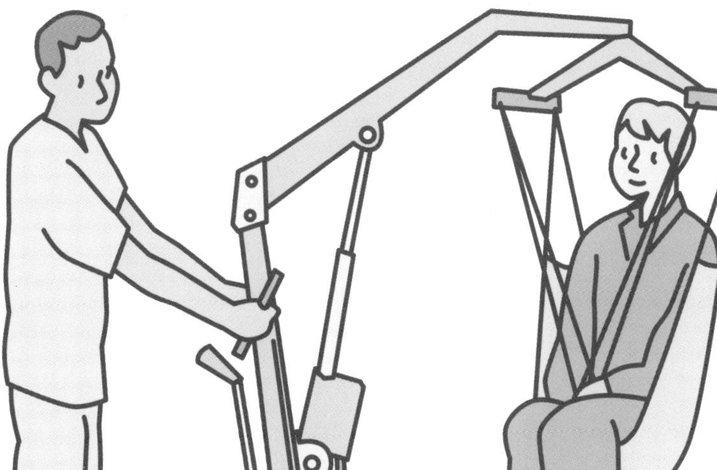

TDU 東京電機大学出版局

まえがき

　人間工学が日本に紹介されて40年以上がたちます。この学問は機械が発達し，人間がその機械を合理的に操るための境界領域として発達してきました。つまり，複雑なメカニズムの機械操作，速度の速い乗り物の操縦と人間との間をどのように結びつけるかということから急速に発展してきました。やがて，それが人間－物系，つまり人間が扱うものの形や扱いやすさ，使いやすい道具や器具の設計・製造と人間との関わりの考究に移ってきました。

　人間工学は，物や機械との境界領域から発達してきましたが，いまでは人間－人間系にも応用されるようになってきました。それは，患者や高齢者・身体障害者を対象とする看護，介護の領域です。当然，患者や高齢者の安全，安楽を確保する必要はあります。その一方で，看護師や介護士が患者，高齢者，身体障害者をケアする場合の自身の姿勢，介助方法，介助に必要な力の大きさや方向を考え作業負担の軽減を図り，脊柱障害の防止に努める必要もあります。この分野では，ボディメカニクスが提案されており，それを学習することにより看護・介護する側の腰部負担の軽減あるいは障害発生の低減が図られてきました。

　医療では，医用工学（ME機器）という分野が発達しています。そこではバイタルサインの測定器（体温，脈拍，呼吸，血圧など），身体計測装置（身長，体重，胸囲など），人工呼吸器，心電計，除細動器，輸液ポンプ，自動血圧計など多くのME機器が設計・開発されます。そのような測定器は，いろいろな医師や看護師の方々が使いますので，取り扱いを間違えるとたいへんなことになります。そのために使用上のミスを起こしにくく使いやすい医療機器や器具には人間工学的な配慮がなされていることはいうまでもありません。本書では，特に看護，介護の分野に重点を置き，この人間工学が看護・介護にいかに有効であるかということ，看護師・介護士の身体的安全についての考え方などを解説します。ものの側に置

かれていた視点を，人間側に移して見直すと意外に新しい価値観を発見できますし，人間工学からの発想は意外に貴重なヒントを与えてくれることがわかります。

本書は以下の5章より構成されています。第1章では，上述した人間工学についてさらに詳しく述べます。第2章では人間の特性と能力について解説し，人間ともの，人間と人間との関わりについて説明します。第3章では看護・介護作業者の特徴と道具・用具の活用について述べます。第4章では，人間工学を看護・介護に活かす方法，活かされている事例について述べます。最後の5章では，看護・介護における情報・安全・教育について説明します。

筆者ら5人はベッド周りの問題点，それに関わる研究を重ねるためにベッド周り研究会という集まりをつくりその研究会は5年が経過しました。この研究会で得られた成果を重点的にまとめ「看護動作のエビデンス」を2003年に著しました。その後，看護や介護分野で人間工学を教科に取り入れるところが増え，筆者らの何人かも教壇に立つことになり人間工学の教科書の必要性に迫られました。大型書店のインターネットで看護人間工学に関わる出版物を検索したところ，わずか4件でうち1件は絶版でした。これに対して，人間工学の名を冠した専門書を検索すると83件もありました。これらの書物は建築，産業，住宅，消費者，作業，安全，枕などに関わるもので，看護に関わる人間工学の書物はこのうちの4件です。ME機器で検索すると27件の書物がみつかります。このように看護人間工学に関わる書物はまだ少なく，これから発展する可能性を秘めた教科であるといえます。

本書は看護・介護人間工学の基礎と応用の紹介に重点が置かれています。これから看護・介護人間工学を学ぼうとする人たちに益するところ大であると信じます。領域が広範囲にまたがるため，本書で取り上げられなかった分野もあり，紙面の制約の関係で説明不足の点も多くあります。ご批判やご意見がいただければたいへんありがたい次第です。執筆に当たり，東京電機大学出版局の石沢岳彦氏にはたいへんお世話になりました。ここに執筆者一同心より感謝いたします。

2006年2月

小川鑛一，鈴木玲子，大久保祐子，國澤尚子，小長谷百絵

目　次

第1章　人間工学とは　………………………………1

1.1　看護に人間工学を活かす　………………………1
　(1)　人間工学とは　………………………………2
　(2)　看護・介護技術とは　………………………14
1.2　看護・介護人間工学の変遷　……………………28
　(1)　むかしの人間工学　…………………………28
　(2)　いまの人間工学　……………………………31
1.3　看護・介護に関わるハイテク化　………………39
　(1)　人間と機械　…………………………………39
　(2)　ME機器と人間工学　…………………………41
　(3)　リハビリテーション機器　…………………46
章末問題　………………………………………………55

第2章　身体の働きを知る　…………………………57

2.1　情報の取り込み，判断するメカニズム　………57
　(1)　脳と神経の働き　……………………………58
　(2)　生体情報の取り込みとその反応　…………61
2.2　身体を動かすメカニズム　………………………62
　(1)　関節可動域（ROM : range of motion）　…62
　(2)　日本人の人体寸法　…………………………67
　(3)　筋活動の仕組みと運動　……………………68

　　　　(4) 平衡覚と姿勢の調整 …………………………………69
　2.3　負担のとらえ方 ……………………………………………70
　　　　(1) 心機能への負担の反映 ………………………………72
　　　　(2) 筋活動への負担の反映 ………………………………72
　　　　(3) 疲労感への負担の反映 ………………………………73
　2.4　年齢と人間の特性・能力 …………………………………75
　　　　(1) 乳児の特徴 ……………………………………………75
　　　　(2) 高齢期の特徴 …………………………………………77
　章末問題 ……………………………………………………………83

第3章　人間の特徴と機器の使用性 ……………86

　3.1　熟練者と初学者の特徴 ……………………………………86
　　　　(1) 熟練者のワザ …………………………………………86
　　　　(2) 初学者の習熟過程 ……………………………………89
　3.2　動作や道具と個人差 ………………………………………92
　　　　(1) 器用と不器用 …………………………………………92
　　　　(2) 障害の程度による個人差 ……………………………94
　3.3　機器の使い良さ・悪さに影響を与える因子 ……………96
　　　　(1) 人間側の要因 …………………………………………97
　　　　(2) 機器側の要因 …………………………………………101
　　　　(3) 使用環境 ………………………………………………101
　章末問題 ……………………………………………………………102

第4章　人間工学を看護・介護に活かす ………103

　4.1　患者・看護師の姿勢と動作 ………………………………103
　　　　(1) 生活場面の姿勢と動作 ………………………………103

　　　　(2) 体位変換 ………………………………………………… 105
　4.2　看護・介護作業と人間工学 ……………………………………… 114
　　　　(1) 作業姿勢の工夫 ………………………………………… 115
　　　　(2) 動作効率を考えた工夫 ………………………………… 121
　4.3　患者・看護師を取り巻く環境と設備 …………………………… 123
　　　　(1) 利用者の安全に配慮したベッド高さ ………………… 123
　　　　(2) 介助者の安全に配慮したベッド高さ ………………… 124
　　　　(3) 患者・利用者の自立を高める設備と補助具 ………… 125
　4.4　看護・介護のための機器・補助具 ……………………………… 130
　　　　(1) ベッドサイドで使う機器・補助具 …………………… 130
　　　　(2) 人間工学の実践とユニバーサルデザイン …………… 139
　章末問題 ……………………………………………………………………… 146

第5章　看護・介護における情報・安全・教育について … 148

　5.1　情報の伝達と人間工学 …………………………………………… 148
　　　　(1) 情報とは ………………………………………………… 148
　　　　(2) 情報の時空間 …………………………………………… 150
　　　　(3) アナログ情報とデジタル情報 ………………………… 154
　　　　(4) 看護・介護における情報とその伝達方法 …………… 156
　　　　(5) 情報の使われ方 ………………………………………… 162
　5.2　看護・介護の事故と安全 ………………………………………… 175
　　　　(1) 看護・介護の事故の種類と原因 ……………………… 175
　　　　(2) 事故がもたらすもの …………………………………… 178
　　　　(3) 事故防止の方策 ………………………………………… 179
　5.3　人間工学教育の実践 ……………………………………………… 182
　　　　(1) 講義「人間工学」をいかに進めたか ………………… 182
　　　　(2) 講義にデモンストレーションを取り入れて ………… 185

(3) 簡単な実験で教室中がわきたつ ……………………187
　　　(4) 映像により人間工学の理解を深める ……………190
　　　(5) 課題の効果は大きい ……………………………191
　　　(6) 看護人間工学の教育まとめ ……………………193
　　章末問題 ………………………………………………195

章末問題解答 ……………………………196

索引 ……………………………………………204

執筆分担

第1章	1.1 (1)	小川	第4章	4.1 (1)	國澤
	(2)	國澤		(2)	小長谷
	1.2	小川		4.2	鈴木
	1.3	小川		4.3	鈴木
第2章	2.1	鈴木		4.4 (1)	大久保
	2.2	鈴木		(2)	小長谷
	2.3	大久保	第5章	5.1	小川
	2.4	小長谷		5.2	國澤
第3章	3.1	國澤		5.3	小川
	3.2	國澤			
	3.3	大久保			

第 1 章

人間工学とは

　「科学」は体系的であり，経験的に実証可能な知識，物理学・化学・生物学などの自然科学が科学の典型であるとされますが，経済学・法学などの社会科学，心理学・言語学などの人間科学もあります。ここで，人間科学は広い意味で人間的事象を取り扱う科学の総称をいいます。これに対して「工学」は，基礎科学を工業生産に応用して生産力を向上させるための応用的科学技術の総称です。古くは兵器の製作および取り扱いの方法を指す意味に用いられていました。その後，土木工学，機械工学，電気工学などを，さらに現在では物質・エネルギー・情報など広い範囲を工学は含んでいます。こうした工学と人間，あるいは看護や介護のように人間と人間との間で発生する諸問題を解決するための人間工学について，本章ではその概要を述べます。

1.1　看護に人間工学を活かす

　看護・介護の現場を考えるとそこには患者という人間がいて，看護する看護師という人間がいます。看護師は患者をケアするという仕事をします。ものの製造や機械操作は，その対象が無生物です。ところが看護・介護の世界で扱う対象は人間です。ものを扱うようなわけにはいきませんので，それなりの規則，約束を守り，よい環境の中で仕事をする必要があります。入院患者を考えると，患者は退院できるまで病院内で生活しますので，安全で安楽な治療が受けられ，しかも快適な生活が送れることを望みます。一方の看護師側は，患者の安全，安楽を考え，患者が1日でも早く自分のことを自分でできるようになることを助け，精神

的にも肉体的にも疲労や負担の少ない行動・姿勢でケアを行うことを望みます。

(1) 人間工学とは

　人間と工学を結んだ人間工学は，一般的に「人間の作業能力とその限界を知って，仕事を人間の解剖学，生理学，心理学的な諸特性に適合させていく科学」を指します。これはまた「人間と職業，機器，環境，仕事などとの関係を科学的に研究する学問」でもあります。人間工学の英訳は，欧州では「ergonomics」と，米国では「human engineering」といわれていましたが，いまでは日本を含め前者の「ergonomics」が一般的に使われています。

　人間工学の意味は前述しましたが，「人間と人間の取り扱う機械とを一つの系（人間－機械系）として考え，その関係を医学・心理学・物理学・工学の各方面から研究して，人間の生理的・心理的または動作・行動の特性に適合した機械やシステムを設計することを目的とする学問」という意味もあります。いずれの意味においても人間工学は人間と機械に密接に関わっていることがわかります。

　人間はさまざまな道具や機械を使い，それに基づきさらに進んで新しい用具，道具，器具，機器，機械などの製品をつぎつぎにつくりだしてきました。新しくつくられたものは，以前のものより必ず進歩し，使いやすく安価になっています。それをつくりだす工程には多くの人間が関与しています。ものをつくる場合，そのものの設計を行い，つぎに構成材料や部品を選定します。それらを加工・組み立てるために多くの人が仕事をし，エネルギーを使い，製品として世に生みだします。製品設計から生産に至るまでのこうした過程には，よい製品づくり，使いやすい機械装置，製造工程における安全確保，能率・効率の向上，よい作業環境などと人間がものと関わり合うところは至るところにあります。そうした人間ともの，機械との接点に人間工学の活躍の場があります。例えば，製品を機械でつくる場合，その機械の取り扱いあるいは操作がしにくい場合は，作業能率や効率が落ちます。場合によっては扱いにくいために事故に巻き込まれる可能性もあります。扱いやすくて安全な機械を設計することは人間工学の応用分野です。また，作業現場が高温，高湿であるなら作業員の健康に害を与え能率も落ちます。出来

上がった製品もよいものにならないでしょう。したがって，よりよい環境を整備し，よい製品をつくることも人間工学が活躍する範ちゅうに入ります。

a. 工学と人間工学

● 人とものとの関係

図1.1は人とものとの関係を示します。道具を使うとそこには人とものとの関係が成立します。このとき道具を使ってさらに別のものをつくるという生産的な場合もあります。その一方で，道具を使って髪を切る，髭を剃るというように自身の身の手入れに使う非生産的な場合もあります。こうした道具や用具は人間工学的な配慮をして使いやすさや安全性を考慮してつくる必要性があります。さらに道具や用具を発展させ，人間は機械を使ってさらに大きな機械もつくるようになりました。その機械は人間が扱いますので，そこには使いやすさが当然要求されます。また，安全な機械でなければなりませんので，その設計・製作には人間工学の応用が関係してきます。

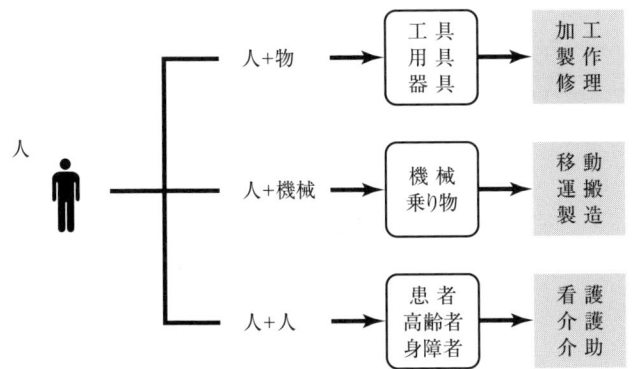

図1.1　人とものの関係

大ヒットしたおしり洗浄便器などは，人間工学的な研究を重ねて世に現れた製品です。おしりを洗浄するためにはノズルがないと温水を噴射できません。そのノズルは用足しが終われば，便器の影に隠れてほしいのです。さもないと，男子トイレとして使用できません。こうした，ノズルが出たり引っ込んだりするメカニズムは，自動車の後部に取り付けられ伸びたり縮んだり

第1章 人間工学とは

する無線用の棒アンテナがヒントだそうです。ノズルから出る水は冷たくても熱くても困ります。その適温はどのように決めたかというと，300人以上の被験者のおしりに実際に温水を噴射する実験を行いました。その結果，温水が 38.2℃ なら多くの人に満足されるということを実験的に明らかにしたそうです。このように，人間工学というのは人が使うものに対しては，多くの人を被験者にお願いし実際に実験を行い，それにより得られたデータと被験者の意見をもとに使いやすい製品をつくりだすのです。このとき，物指しとアンケート用紙では科学的な解決は得られません。そこには，温度計測，ノズルの変位や角度計測，ノズルの移動速度計測，温水の制御装置や給水機器，便座の温度制御などの工学技術，つまり流体工学，制御工学，電子工学，機械工学などの工学技術が取り入れられています。便器という動きのない一種の機械に人間が座るわけですから，そこには小規模な人間−機械系を構成しているといえます。

● マン−マシンシステム〔人と自動車と運転〕

もう一つ工学分野の人間工学の例として乗用車について説明しましょう。

図 1.2(a) の自動車は，人が乗り運転しなければただの鉄の箱です。図の

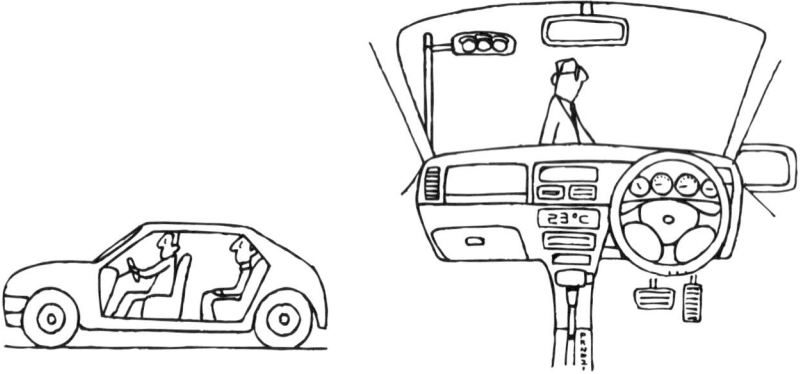

(a) 人と自動車　　　(b) ドライバーに要求される情報と操縦

図1.2　マン−マシンシステム（人間−機械系）

ように運転席にドライバーが，後部座席には乗客が乗ります．この自動車内を見てみますと，操縦系統と情報系があります．図(b)は運転するために必要なアクセル，ブレーキ，ハンドルなどの操縦系を示します．また，走行中の速度など自車の状況（内部情報）を知るために速度計，回転計，燃料計，温度計，室温計など自動車の走行状態や車内の環境状態などの検出装置もあります．そのような計器の指針はよく見えないと困りますので，速度や残燃料を一瞥しただけでよくわかる文字盤目盛や指針の形状，大きさにする必要があります．他車の状況など外部からの情報を得るためには，ルームミラー，サイドミラーがあり，それらの鏡はドライバーの座高に合わせて見えやすいように調整します．この鏡の部分は，ドライバー自身が調整可能ですが，ハンドルの大きさ，アクセル・ブレーキの位置，計器の見えやすさなどは自動車購入時点で決まるものですから，ドライバーは調整できません．しかし，ハンドルの上下角度を若干調整できるものや座席を上下前後に動かせる機構となっている自動車が増えています．その座席に座ってから運転しやすいように座面をまず調整し，つぎにハンドルの上下角度やルームミラーを調整するということが実用上行われています．信号機あるいは横断歩道を歩いている人を認知するために，前方をよく注視します．大雨の場合はワイパーを動かしながら前方を見るので当然視界は悪くなります．このような状態にあるとき，ワイパーが突然止まってしまったら前方がまったく見えなくなりますので，ワイパーの存在は雨の中を走る場合には不可欠です．

　人間工学の応用例としてハンドルと運転席を挙げます．ハンドルの直径はほぼ肩幅であって，両手を伸ばすとちょうど手がハンドルに触れるような位置にあります．また，運転席の椅子を見てみると，長時間運転していても疲れないようなクッションや背もたれになっています．それが公園ベンチの木の椅子のようであったら，一時間も座っていられないでしょうし，椅子の座り心地が悪いために，うっかりするとその痛さに気をとられ事故に通じる可能性が生じます．以上述べたハンドルは，人間が長時間にわたり触れ，椅子も同様に長い間そこに座っていても違和感なく，しかも疲れが少ないように

設計，製造されているのです。

　自動車を例に操縦系統，情報系統を見てきました。ドライバーが操作するいろいろな操縦系統は操作しやすくしないと運転に支障が生じることがわかります。また，安全に車を走らせるためには周囲状況をよく確認しながら運転する必要があります。そのためにも運転席前後左右の様子が見やすいルームミラーやサイドミラーが要求されます。こうした，操縦系統や各種ミラーのあり方を決めていくのも人間工学の役割です。このように人間にとって疲れず，使いやすく，安全に運転できる要素や部品をつくりだす場合には人間工学的手法が必ず用いられます。

- 機械使用時の作業員姿勢

　図1.3(a)は，機械を使って品物を加工している様子を示します。図(a)のような姿勢は，加工現場へ行くとよく見ます。図(a)の機械では，加工する物体の設置位置がやや低いようです。看護業務でいうならベッドの高さが低い状態で作業を行うのと同じで，前屈を強いられ脊柱障害を招く恐れがあります。したがって，図(b)のように加工台を高くし作業を立位姿勢で行いやすくするということが人間工学的な解決法です。

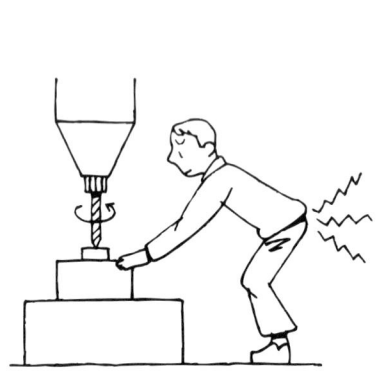
(a) 機械の高さが低い場合の姿勢

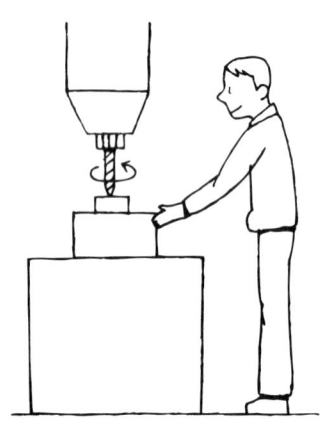
(b) 機械の高さが高い場合の姿勢

図1.3　機械使用時の作業者の姿勢

1.1 看護に人間工学を活かす

● 人間工学の看護への応用

これまでにものの製造や自動車の運転に関わる人間工学の必要性を述べてきました。

ベッド周りの仕事に限り患者介助作業を見てみますと、シーツ交換、患者の移動・移乗、寝衣交換、洗髪などいろいろな動作、行動が考えられます。このとき「さする」「もむ」「こする」というように手を使って直接行う直接介助、あるいはハサミ、ピンセット、注射器、浣腸器、便器など医療器具や機器を使う作業もあります。また、体温計、血圧計などを使ってバイタルサインを測定することもあります。看護業務で使用されるいろいろな器具や用具は目的に合わせて使いやすい工夫がなされています。便器を例にしても各種の形、大きさ、重さなどがあり改良もなされています。こうした用具や器機は使う人である患者、それを扱う看護師の意見を参考にしながら、改良や工夫がなされています。

図1.4は人間工学の具体的で身近な応用例を示します。図(a)はコンピュータのディスプレイやテレビ画面の設置位置が低い（高い）場合です。位置

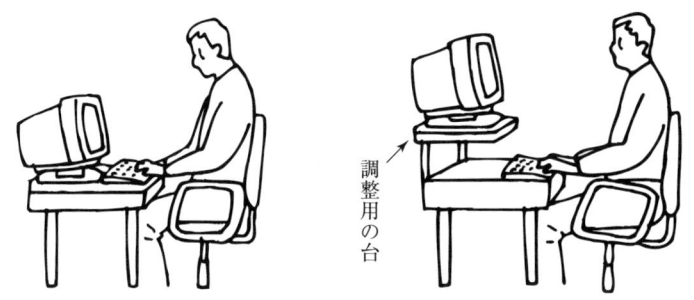

(a) ディスプレイの高さを調整する

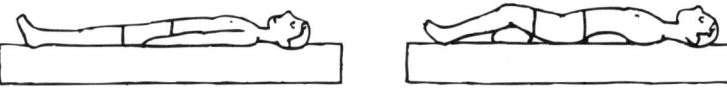

(b) 膝や腰部にクッションを入れる

図1.4　看護への人間工学応用例

が低い場合は，ディスプレイの下面に使わない本のようなものを台として敷き，その高さを調整します。また，高い場合は椅子のほうを少し高くしディスプレイを長時間注視していても疲れないような工夫をした例です。この考え方は図1.3(b)に示した工作機械の作業面を上げた例と同じです。このように工夫するという経験を重ねていけば，仰臥位（ぎょうがい）の患者の疲れを少しでも緩和するために，図1.4(b)のように膝（ひざ）下あるいは腰部にタオルケットを丸めて敷くというような発想も浮かぶでしょう。こうして，費用をかけずに工夫をするということも人間工学の応用なのです。

b. 看護・介護と人間工学

人間工学は前述のように，どちらかというと人間と道具・機械との関係に関して考究することから始まりました。いまでは，それが人を扱う看護・介護の分野においても重要視され，看護人間工学の研究や看護・介護教育の教科のなかに人間工学が取り入れられ，なおかつ現場で活用されるようになりました。そこで，ここでは看護・介護の分野と人間工学の関わりについて考えてみます。

図1.5はベッド上で仰臥位にある患者を側臥位（そくがい）へ体位変換する様子を示します。このような体位変換技術は，後述するボディメカニクスの手法（表1.3参照）が利用されます。この図では，患者の膝を立ててその膝頭に看護師の右手をあて，

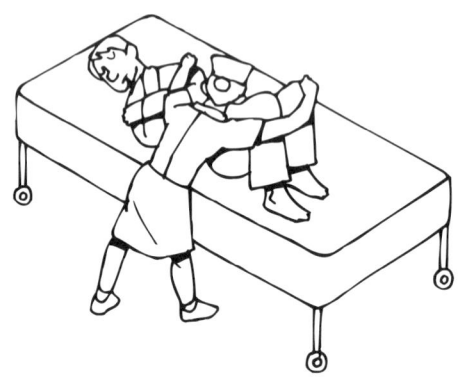

図1.5 仰臥位から側臥位への体位変換

肩甲骨あたりを左手で支えながら手前に引きますと容易に体位変換ができるということを示しています。この技術はやってみれば確かにそのとおりに楽に体位変換ができることがわかり，どうしてと問われたときに物理や力学の原理で説明することができます。このように体の特徴をとらえ，そこに力学の原理（てこ，トルク，力のモーメント，摩擦など）を応用することはボディメカニクスといいます。看護技術においても，やりやすさや身体の安全ということは常に考えておかなければなりませんので，人間工学の応用はこの分野でも必要になります。

- 医療のながれ

図1.6(a)はむかしの医療を示します。医者が患者の胸に聴診器をあて心音を聴くとか額に手をあて大まかな体温を測るということから診療が始まりました。それがいまでは，医師の診断を受ける前にまず検査することから診療は始まります。その検査には小は電子体温計や自動血圧計，大はレントゲン装置や心電図などのME機器が使われます。図(b)は医療機器(ME機器)を介して患者の病状を検査し，その検査結果（情報）を得てから治療や処置

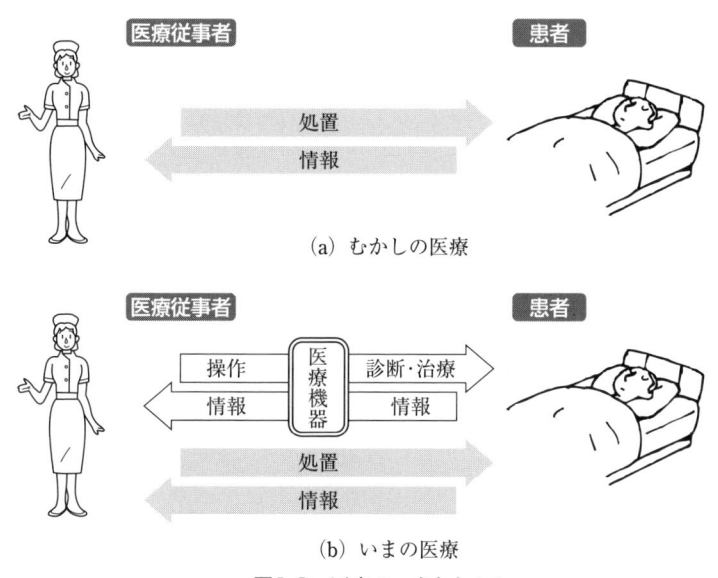

(a) むかしの医療

(b) いまの医療

図1.6 医療のいまとむかし

を行うことを示します。このような検査は一般に行われています。図に示した医療機器，ME機器は電子工学，機械工学，情報工学などの工学諸分野が協力し合って，電子体温計，自動血圧計，心電計，人工呼吸器，レントゲン装置などのハイテクME機器が出来上がりました。こうした器機内部は専門家でも理解できないような複雑な装置ですが，外部的には使用者の立場を考え，ミスがなく使いやすいようにスイッチやツマミなどのインターフェースが工夫され，人間工学的に使いやすいように配慮された器機になっています。それは，使用する人が電気や機械の専門家ではない医師，看護師，介護士だからです。そのために操作ミスがあってはならないし，使用しにくく時間を要しても困るからです。こうした器機やME機器に関する人間工学については，後述します。

● 看護師・介護士を取りまく環境と人間工学

　図1.7は看護・介護業務の周辺をながめたときに考えられる医療業務環境です。看護業務は人の命を預かる重要な職種で，作業対象はものではなく，患者という人間です。したがって，その業務をうまく達成させるために大切なことは，作業者自身の能力であり，人間関係であり，作業環境です。人間

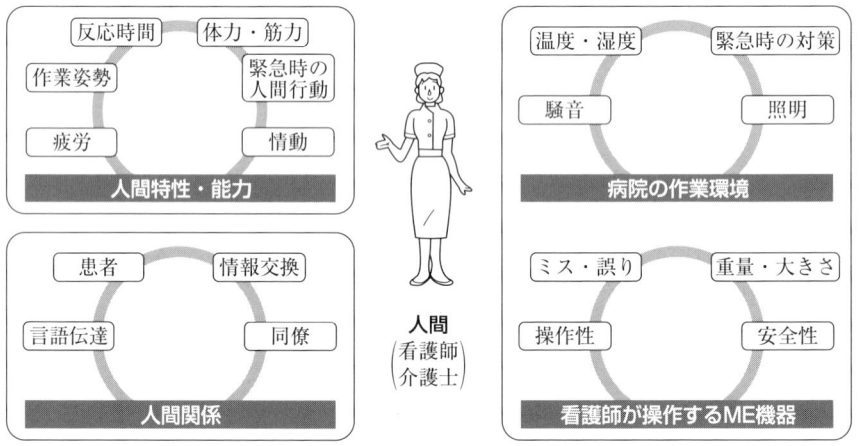

図1.7　看護師・介護士を取りまく環境と人間工学

の特性や能力は，個々の看護師・介護士で異なります。作業者の特性にもよりますが，看護技術を身につけていることによりその人の疲労は最小限におさえられ，脊柱(せきちゅう)障害のような事故から身を守ることはできます。

　人間関係は，なにも看護や介護の世界だけではありません。どこでもだれでもが抱える問題です。しかし，その問題を看護や介護業務の中に持ち込みますと，ほかの業種と異なり事柄が重大になります。コミュニケーションというのは言語，文字，視覚，聴覚に訴える各種のものを媒介とし，人と人との間に行われる知覚・感情・思考の伝達をいいます。このコミュニケーションと情報の交換をうまく行うということは看護・介護の分野では重要です。これらが上手に図られているなら看護・介護業務はある程度スムーズにことが運びます。

　図1.7中に示してある作業環境は，手術室や病棟の照明，温度，湿度，騒音などが患者にとって適切であることを示しています。看護する場合，暗かったり暑かったりすれば業務に支障が生じます。こうした医療・福祉の環境整備は人間工学的に検討し，よりよい環境にすべきです。

　ME機器の取り扱いについても人間工学に関係しています。それは，規模は小さいのですが，ME機器も機械の一種だからです。したがって，ME機器の操作性，安全性に関しては，使用者の立場にたって十分注意を払って製造されています。使う側の看護師にあっても，使用するME機器の取り扱い説明書のわかりやすさ，スイッチやツマミ類の扱いやすさなどが気になると思いますが，これも人間工学的に解決すべきことがらです。

● 感覚と知覚

　光，音，機械的な刺激を，人間の受容器が受けたとき，それによって経験する心的現象を感覚といいます。これらの感覚には，視覚，聴覚，触覚，味覚，嗅覚などがあります。図1.8の左側に手術風景を示してあります。術者はまず当然のことですが目（視覚）を頼りに手術を開始します。患者の皮膚表面を手でなでるとか手術用の器具に加わる手の抵抗を感じとりながら手術を進めます。手術の途中で関連する薬液，ガス，薬品類に異常がないかどう

第1章 人間工学とは

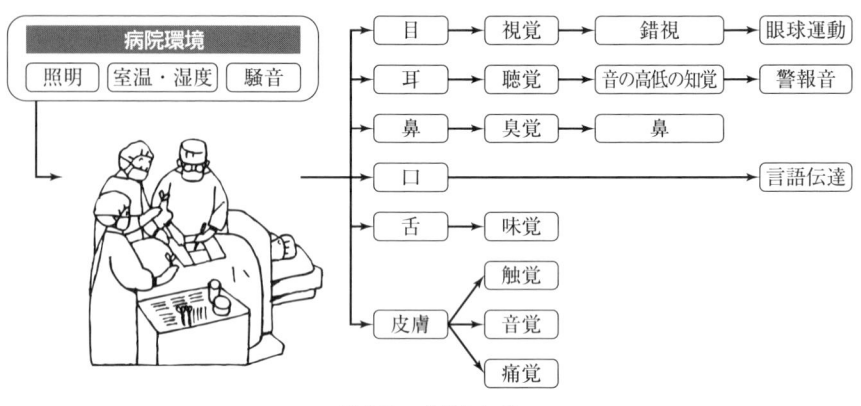

図1.8 感覚と知覚

か鼻で臭いを感じながら手術を行うでしょう．手術室で突然パチとかシューなどと異常音が耳に聞こえれば，これもなにか異常発生の可能性がありますので，その発生原因を確認します．心電図や血圧の異常時にアラーム音が鳴るように設定しておくのは，異常状態に速やかに対処するための方法です．寒いとか暑いというような室温や湿度を皮膚が感じ取れば，空調の温度設定を変更するでしょう．術者の五感はこうした外部状況や異常現象を感じ取り，術者は手術を無事に終えるための適切な手段をとります．視覚，聴覚，触覚，臭覚などの感覚器官への刺激を通じてもたらされた情報をもとに，対象者（上記の場合は患者）の容体，身体内部器官の状態を把握すること，つまり知覚することが必要です．

● 看護・介護と人間工学に関する課題

　看護・介護に関わる人間工学の課題はいろいろとあると思いますが，大まかには図1.9のような課題があります．すなわち，患者側の課題，看護師・介護士側の課題，患者と看護師・介護士に関連する課題です．ここでは，看護師・介護士の課題に限って考えてみましょう．

① 看護師が患者を移動あるいは移乗する場合の姿勢：これは，重い患者を移動あるいは移乗させることによって，腰部負担は増えます．この負担が大きいと腰痛のような腰部障害を被ることがあります．看護師は常に業務上の姿

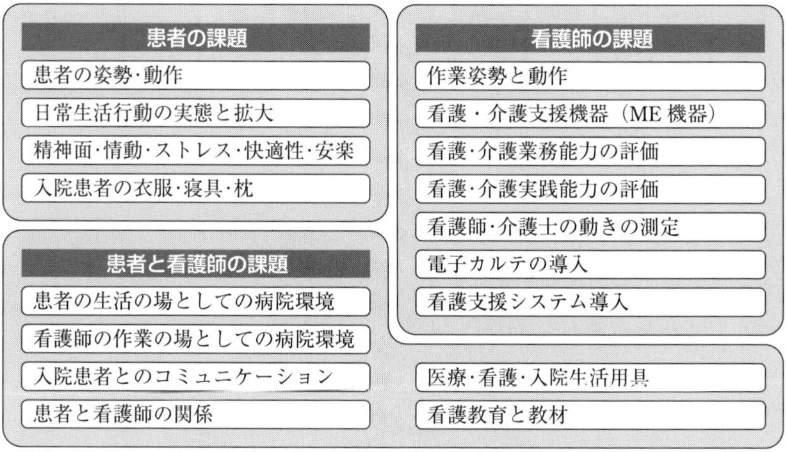

1.1 看護に人間工学を活かす

患者の課題
患者の姿勢・動作
日常生活行動の実態と拡大
精神面・情動・ストレス・快適性・安楽
入院患者の衣服・寝具・枕

看護師の課題
作業姿勢と動作
看護・介護支援機器（ME機器）
看護・介護業務能力の評価
看護・介護実践能力の評価
看護師・介護士の動きの測定
電子カルテの導入
看護支援システム導入

患者と看護師の課題
患者の生活の場としての病院環境
看護師の作業の場としての病院環境
入院患者とのコミュニケーション
患者と看護師の関係

医療・看護・入院生活用具
看護教育と教材

図1.9 看護・介護と人間工学に関する課題

勢に注意する必要があります。

② 看護・介護支援器機（ME機器）の導入とその取り扱い：技術の進歩によって，看護や介護の世界にもハイテク製品，つまりME機器やリハビリテーション機器が導入され，その取り扱い方法が問題になります。使い方は簡単であるかもしれませんが，一歩間違えば患者の命に関わりますので，取り扱いには十分な注意が必要です。

③ 看護・介護業務能力の評価：文系を好む人と理系を好む人がいます。人には得意，不得意分野もあります。看護・介護の分野でもその作業に向いた看護師・介護士がいるはずです。こうしたことを考え，適材適所に人材を配置することによって事故減らしや効率を上げることができます。

④ 看護・介護実践能力の評価：実践能力は非常に重要です。経験がものをいうとよくいわれるように，実践の経験（臨床）がなく理屈のみを述べてもよい仕事は達成できません。

⑤ 看護師・介護士の動きの測定：看護師・介護士は動くことがまず大切ですし，じっとしていては仕事になりません。その動きには，病棟から検査室，検査室から手術室など患者とともにあるいは1人で移動する動きがあります。

また，ベッド周りを考えてみますと患者を介助するために患者を抱き起こす，移動する，移乗する，ベッドメーキングするなど多岐にわたる作業があります。作業を能率よく行うためにこうした動きの研究は看護・介護作業の改善に役立ちます。

⑥ 電子カルテの導入：電子カルテの導入により，患者データの扱いが能率的になりました。しかし，その裏には，データ入力，そのデータの読み取り，データ管理などの作業があります。入力時には入力ミス，読み取りには読み取りミスなどが考えられます。また，コンピュータ入力の際，長時間キーボードに向かっていますと，手や目に疲れが表れます。

⑦ 看護支援システムの導入：看護支援器機として単体のME機器もありますが，いまでは1人の患者にいくつかのME機器を同時に使用し，それらの機器から情報を一同に集めて，病状推移をナースステーションで観察できる看護支援システムがあります。このシステムの扱い，データ監視のしやすさ，問題が起こった場合の速やかな対応なども人間工学的に解決されなければなりません。

以上，述べましたように，看護・介護という分野に限りましても人間工学は必要であって，その考え方を大いに活用すべきです。

(2) 看護・介護技術とは

a. 患者の安全・安楽・自立と看護・介護技術

看護・介護技術について考える前に，看護・介護技術を必要とする人について思い浮かべてみてください。入院患者，外来を受診している人，先天的・後天的な身体障害がある人，高齢者，在宅で療養中の人など，年齢や性別，生活している場所を問わずいろいろな人が看護・介護技術を必要としています。

では，病気の発症や事故のあとを例にしながら，もう少し詳しく看護・介護技術を必要とする人について考えてみましょう。図1.10にその治療過程を示しました。自覚症状はないまま，健康診断などで検査を受けてはじめて病気になったことを知ることもあります。また，少しずつ症状が強くなり自己流では対処でき

なくなって医療機関を訪れる人もいれば，事故に遭いある日突然病院に行かざるをえなくなる人もいます。病院や診療所では診断のための検査が行われ，医師が診断名，治療方針を確定すると治療が始まります。治療中も，治療効果を確認するための検査を受けます。治療によって全快することもありますが，何らかの障害が残る場合には，必要に応じてリハビリテーションが行われます。これらは入院中だけではなく，社会生活を送りながら続けられることもあります。生涯にわたって治療を受け，生活習慣の変更が必要となる人もいます。人の手を借りたり道具を使ったりしながら，新しい生活の仕方を身につけなければならないこともあります。

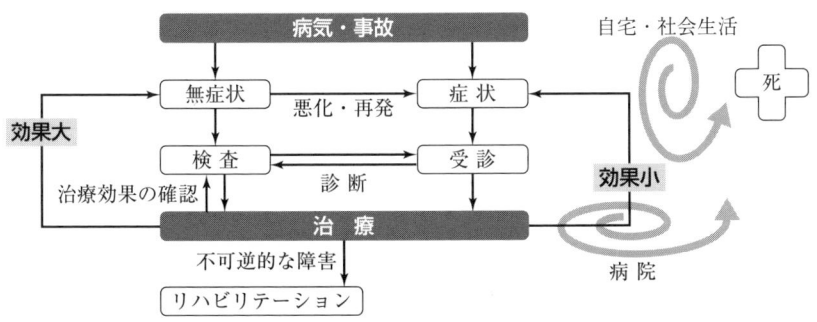

図1.10　治療過程

　病気や怪我はつらいものです。身体的な苦痛は，精神面にも影響をもたらします。きっとよくなるという期待とともに，なぜ自分がこんな目に遭うのかという怒り，これまで何の支障もなくできていたことができなくなった焦りや悲しみ，死ぬのではないかという不安，健康だったときとは違う弱々しい自分になってしまったというマイナスの感覚，経済的な心配など，患者の苦しみはさまざまであり，とても大きいものです。病院に入院した患者が望むことは1日も早く健康を回復することであり，少なくとも入院前よりも心身の機能が回復し，症状が改善されることを期待しています。症状だけではなく，検査や治療に伴う苦痛や怖い思いが最小限であるよう願っていることはいうまでもありません。また，できるだけ人の力を借りずに普段の生活習慣に近いかたちで入院生活を送ることを望ん

第1章 人間工学とは

でいます。

　アメリカの心理学者アブラハム・マズロー（Maslow, AH）[1]の欲求階層説は，人間を理解するために看護の分野では広く受け入れられている理論の一つです。マズローは人間を基本的欲求という，人間が人間であるために必要な欲求を持つ存在として説明しました。基本的欲求は，多くの場合は下位の欲求が満たされることによって上位の欲求が生じると考えられます。図1.11に示すように，呼吸・飲食・排泄・活動・睡眠・性のような，生命の存続に直結する生理的欲求が満たされると，安全の欲求が生じ，それがある程度満たされると所属と愛の欲求，承認・尊敬の欲求がわいてきます。そして，これらは欠乏すると満たされることを望むものであり，外部から与えられることによって満足感を得るような欲求です。この欠乏欲求が満たされると成長欲求である自己実現の欲求が出現します。自己実現の欲求は，自分らしさや自分自身の価値観，存在感に満足し，自己の成長や発展が他者や社会にとっても有用な方向へと向いているような段階をさしています。ところが病気や怪我，加齢や障害に伴う心身の機能低下によって，基本的欲求は満たされにくくなります。食事や行動が制限されたり，足がふらつき転倒の危険があったり，心身の苦痛によって安楽な状態が得られなかったり，身体の形態や機能の変化により人前に出るのがおっくうになったり，自尊心が傷つくとい

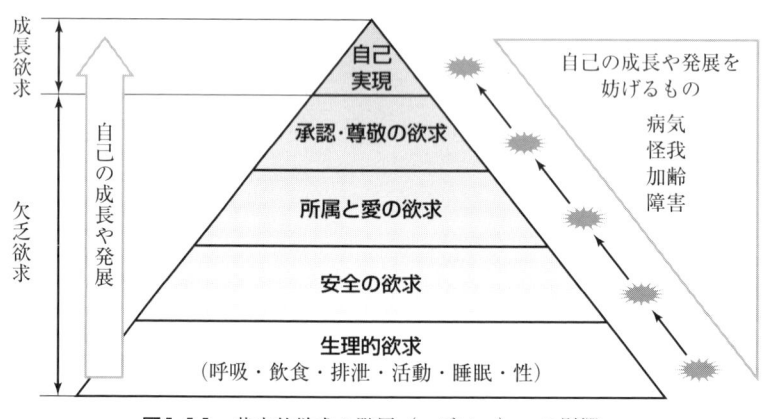

図1.11　基本的欲求の階層（マズロー）への影響

うように，基本的欲求の満足が脅かされます。欲求不満はストレスになるだけではなく，病気や怪我の回復を遅らせる原因にもなります。そのため，看護・介護は基本的欲求が満たされるように働きかけるものとしてとらえることができます。

看護とは何かということについては，基本的欲求が満たされるように援助すること以外にも，いろいろな表現がされています。これらは根本的には介護でも同じです。いくつかの例を挙げてみましょう。

- 患者の生命力の消耗を最小にすることを目的として環境をととのえること
- 生活を援助すること
- 身体，精神，社会的側面の健康の増進を図ること
- 死に至るまでその人らしい生き方ができるように援助すること
- 自立できていないことを援助すること
- 援助へのニーズを把握し，ニーズを満たすこと
- 自分で考えて行動できるように援助すること
- より健康な状態に向かうように援助すること　　etc.

これらの援助を実現させるために用いるのが看護・介護技術です。つまり，看護・介護技術は，対象者が安全・安楽な状態でできるだけ自立して過ごせるように環境をととのえ，できないことを補助し，その人らしい生活を送れるように役立てるためのものです。さらに，病気や寝たきりを予防したり，健康状態をよりよい方向に導くための看護・介護技術の提供も考えていく必要があります。

では看護・介護技術にはどのようなものがあるでしょうか。入浴や食事，車椅子での移動など日常生活を援助するための技術，情報の受け渡しや人間関係を築くためのコミュニケーション技術や観察技術，記録や報告に関する技術，検査や治療を補助するための技術のほか，表1.1に示すような活動性が低下するために生じる廃用症候群[2]～[4]を予防したり危険を回避したりすることも含まれます。

表 1.1　廃用症候群

循環器	心臓のポンプ機能が低下し，1回拍出量が減少する。起立性低血圧を起こす。筋肉ポンプも働かなくなり，静脈還流が減少する。末梢循環不全による浮腫や静脈血栓を起こしやすい。
呼吸器	酸素消費量が減少する。気道分泌物の喀出が悪くなる。肺活量減少，換気量の減少によりガス交換が不十分になり，無気肺や沈下性肺炎を起こしやすい。
運動器	筋肉の萎縮，筋力低下，関節拘縮が起こる。骨からのカルシウム流出による骨萎縮，骨粗鬆症が起こる。
消化器	食欲不振，栄養不足，便秘，誤嚥による嚥下性肺炎を起こしやすい。
泌尿器	膀胱炎や排尿障害を起こしやすい。
皮膚	皮膚の萎縮，褥瘡を起こしやすい。
脳神経・精神機能	意識レベルの低下，うつ，無気力，知的活動低下，自律神経不安定，姿勢保持不安定になりやすい。

b. 動作効率と看護・介護技術

　看護・介護技術にはいろいろなものがありますが，まず患者（以後，便宜上，施設入所者や在宅療養者を含めて患者と表現します）への援助のために看護・介護者が動作を行う技術について考えてみます。

　看護・介護技術は，力を必要とするもの，前傾姿勢や不自然な姿勢をとらなければならないもの，巧緻性を求められるものなどさまざまです。表 1.2 にそれらの例を示しました。図 1.12 には，立位を基準（100％）としていろいろな姿勢や負荷が第 3 腰椎と第 4 腰椎間の椎間板にどのくらい負担となるかを示しました[5]。重力に逆らって上半身の重みを支えなければならない座位や立位姿勢をとるだけでも椎間板には負担がかかります。荷物を持つことによって椎間板に加わる圧力

表 1.2　身体動作を伴う技術の例

大きな力を要する動作	前傾姿勢を要する動作	巧緻性を要する動作
抱き起こし 移乗（車椅子，ストレッチャー） 入浴介助 トイレ介助	仰臥位での清拭 洗髪 仰臥位での更衣 シーツ交換 オムツ交換	薬剤準備 注射・採血 無菌操作 血圧測定・脈拍測定 吸引

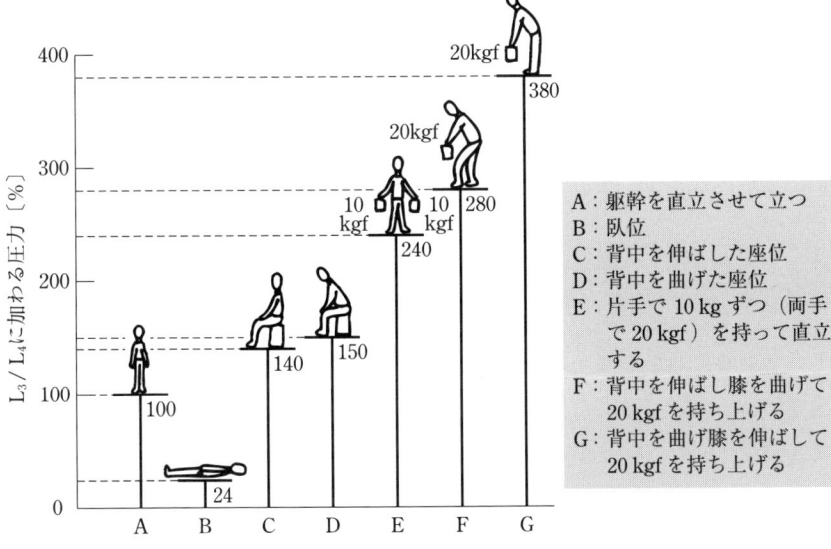

図 1.12 いろいろな姿勢と腰部圧力（E.グランジャン：産業人間工学）

は増し，膝を曲げない前傾姿勢で 20 kgf の荷物を持つことによって，椎間板には直立姿勢の約 4 倍の圧力が加わります。つまり，患者の身体を仰臥位から座位に抱き起こす，車椅子に移乗させるというような前傾姿勢で大きな力を発揮しなければならない動作は，負担が大きい動作です。患者の身体が自分の身体よりも大きい場合には，バランスを崩して転倒しないように，さらに大きな力を発揮しなければならず，負担はますます大きくなります。また，荷物を持たない状態であっても，60 度くらい腰を曲げることによって，腰には自分の体重の約 2.5 倍もの力がかかるといわれています。清拭やシーツ交換などはそれほど大きな力は必要ではありませんが，ある一定の時間前傾姿勢をとらなければならないため，腰痛の原因になります。前傾姿勢の時間が長くなれば負担はさらに大きくなります。前傾姿勢をとったときには，前に倒れないように脊柱起立筋が上半身を後方に引っ張り姿勢を保持しています。しかし，脊柱起立筋は大きな筋肉ではないため，荷物を持つことによって負担はさらに増すことになります。このように，前傾姿勢は椎間板や脊柱起立筋への負担となり，ひいては腰痛の原因となるのです。

一方，注射器の内筒を片手で引きながら薬液を吸い上げる，あるいは部位を選択して注射するというような動作は看護者の身体負担はほとんどありません。しかし，誤薬を防止するための確認や無菌操作技術，神経・血管損傷を起こさない注射部位の決定など，この動作は神経を集中させることが要求される技術であり，緊張が強いられます。薬の分配や吸引も，上肢と指先の細かい動きや確認を必要とします。

　看護・介護技術を効率的に実施するために，ボディメカニクスを活用することが推奨されています。ボディメカニクスとは，姿勢や身体各部の位置関係をととのえ，効果的に力を発揮することです。表1.3に動作におけるボディメカニクスの原理について示しました。ボディメカニクスを取り入れることによって看護・介護者の身体的な負担は少なくなり，効率のよい動作となります。ボディメカニクスを上手に使うためには，身体の動かし方を習得するだけではなく，作業環境をととのえることも必要です。シーツ交換をしたりオムツ交換をしたりするときに，腰の屈曲を少なくするようにベッドの高さを上げることによって，看護・介護者の身体は対象者に近づき，腹筋，下肢，上肢の大きな筋肉を使いやすくなります。また，血圧測定のときにも，患者が横になっている場合にはベッドの高さを上げ，座っているのであれば患者の上肢をオーバーテーブルの上に乗せることで前傾姿勢を回避できます。薬を準備するときには作業台の上を片付けることで，身体をななめにすることなく正面を向いて作業ができるようになります。注射をするときに看護師が椅子に座ると，安定した姿勢で動作しやすくなります。このようにボディメカニクスは，大きな力を発揮するときにも巧緻性を要求される技術を行う場合にも，効率的で安全な動作をするために役立ちます。

　ボディメカニクスは看護・介護者のために活用するばかりではなく，患者の負担を軽減するために用いることもできます。例えば，仰臥位での安楽な姿勢を確保するためには，脊柱の生理的湾曲が保たれるように身体の隙間にタオルを入れて基底面を広くすることで，褥瘡好発部位に加わる体圧を減少させることができます。上肢の下に安楽枕を入れて上肢の重みを支えることで，肩関節への負担を少なくすることができます。また，患者を座位から立ち上がらせるときには，

図1.13のように患者の足を引かせて基底面に重心が入りやすいようにします。上半身を前に倒しながら腰を浮かせ膝を伸ばしていくような一人で立ち上がるときの自然な動作に近い動かし方をします。患者に声をかけてタイミングを合わせて，どのように動くのか説明して患者の意識を動作に集中させます。患者が持っている力を上手に引き出すことで看護・介護者への負担を最少にできます。

表1.3 看護・介護者の動作および患者の動かし方に関するボディメカニクスの原理・原則

ボディメカニクスの原理	具体例
(1) 患者の手足をまとめる	患者の上肢を胸の上で組ませる，患者の足を組ませる，患者の膝を立てる
(2) 患者に近づく（患者の重心に近づき重心を1つにする）	患者のそばに寄る，肘関節を屈曲させて患者を支える，上肢全体で患者を支える
(3) 看護・介護者および患者の支持基底面を広くとる	看護師および患者は足を開いて立つ，患者を杖や手すりにつかまらせる，安楽枕を使って患者の身体を支える
(4) 患者を水平に引く	支持面を滑らせるように患者を手前に引く
(5) 看護・介護者は大きな筋群を使う	看護師は膝を曲げて腰を落として動作する（上肢や腰よりも腹や下肢の筋肉を使う），伸筋よりも屈筋を使う
(6) 看護・介護者は重心を低くする	看護師は膝を曲げて腰を落として動作する
(7) 看護・介護者は自分や患者の重心を移動させやすい姿勢をとる	看護師は重心を低くする，看護師および患者は足を開いて立つ，患者が椅座位から立ち上がるときに足を引かせる
(8) てこの原理を用いる	仰臥位から側臥位にするときには膝を高く曲げる（力点は支点から距離をとる）
(9) 看護・介護者および患者の動作は生体固有のテンポに合わせる	患者が可能な動作の速度に合わせる，目や手で確認できる速度で動作する
(10) 摩擦抵抗を少なくする	移乗の際，スライディングシーツやスライディングボードを利用する
(11) 周囲の環境をととのえる	看護・介護者および患者が動作しやすい空間を確保する
(12) 動作するときには息を合わせる	看護・介護者が複数で介助するときには声を掛け合い動作のタイミングを合わせる，動作開始時に患者に声をかけて協力してもらう

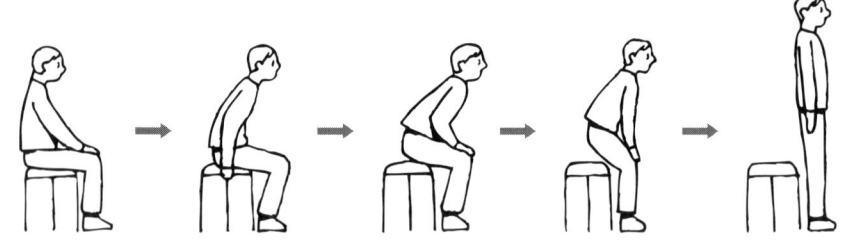

図1.13　椅子からの立ち上がり動作

このように，動作効率のよい看護・介護技術は，患者および看護・介護者自身の負担を最少にしながらお互いの能力を十分に発揮することが可能です。

c. 補助具と看護・介護技術

看護・介護で用いる道具は数えきれないほどたくさんあります。表1.4に道具の使用目的を9つに分類し，道具の例を示しました。使用目的がはっきり区別しきれないものもありますが，ほとんどの道具はこれらのいずれかに該当します。さらに「対象者の生活を補助する」「対象者の自立を助ける」「看護・介護者の身体負担を少なくする」ことを目的とした補助具は，表1.5に示すように主に看護

表1.4　看護・介護の道具の使用目的とその例

道具の使用目的	道具の例
患者の生命を守るため	人工呼吸器，電気的除細動器，吸引器
治療のため	ネブライザー，輸液ポンプ，牽引，テープ類
患者の体を調べるため	血圧計，体温計，聴診器，打鍵器
患者の生活を補助するため	ベッド，床頭台，寝具，ポータブルトイレ，車椅子
患者を安楽にするため	湯たんぽ，氷枕，安楽枕，エアマット，ムートン
患者の自立を助けるため	杖，歩行器，手すり，電動ベッド
観察を助けるため	心電図モニター，酸素飽和度測定器
看護師の身体負担を少なくするため	高さ調節付きベッド，リフター，トランスファーボード
情報収集・伝達を助けるため	ナースコール，文字盤，パソコン，端末機

・介護者の力を補助するものと患者の力を補助し自立できるようにするものに分類することができます。これらの補助具は摩擦を少なくしたり，機械によって力を補助したりするものや，つかまる，握る，もたれる，押す，引っ張るなどの力を使って動作を補助するものなど，その原理はさまざまです。

図 1.14 に道具を用いた動作の一例として，介護ベルトとトランスファーボードを並用して使った車椅子からベッドへの移乗動作を示します。移乗動作は立位

表 1.5　補助具の種類

看護師の力を補助する道具		患者の自立を補助する道具	
電動ベッド	体位変換	電動立ち上がり補助椅子	体位変換
スライディングシーツ	体位変換	モンキーポール	体位変換・移乗
介護ベルト	体位変換・移乗	手すり	体位変換・移乗
リフター	体位変換・移乗・移動	トランスファーボード	移乗
トランスファーボード	移乗	（電動）車椅子	移動
車椅子	移動	杖	移動
ストレッチャー	移動	歩行器・シルバーカー	移動
スロープ	移動	自助具（コップ，皿，スプーン，箸など）	その他
特殊浴槽	その他	マジックテープ付き下着	その他

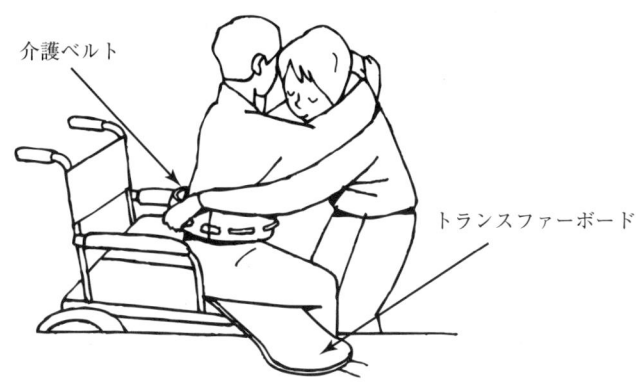

図 1.14　介護ベルトとトランスファーボードを用いた移乗の介助

第1章 人間工学とは

移乗，座位移乗，全介助（抱き上げ）の3通りがありますが，トランスファーボードは座位移乗を助けるための道具です。患者はトランスファーボードの上に座り，殿部をすべらせて移乗します。実験から，患者に介護ベルトをつけると看護・介護者がベルトを引くことができるので，殿部を押すだけよりも安定した楽な介助となり，深く着座させられることがわかりました。筋肉は屈筋が収縮するときに大きな力を発揮することができるため，座位移乗を介助するときには伸筋である上腕三頭筋を使って患者の殿部を押すよりも，屈筋である上腕二頭筋を使って介護ベルトを引くほうが効率的な動作となるのです[6]。図1.15に介護ベルトのほかの活用法として，椅子からの立ち上がり支援動作を示します。また，図1.16に自立を助ける道具としてトランスファーボードを用いた場合の移乗動作の様子を示します。図1.17に示すようにトランスファーボードにもいろいろな種類があります。このように介護ベルトやトランスファーボードは対象者の自立度に合わせて使い方を変えることで，自立を助ける道具になったり看護・介護者の身体負担を少なくする道具となったりします。

以前の看護・介護技術は，看護・介護者の手で行われなければならないという看護・介護者の思いや患者からの要望が強かったため，たとえ身体的に負担で

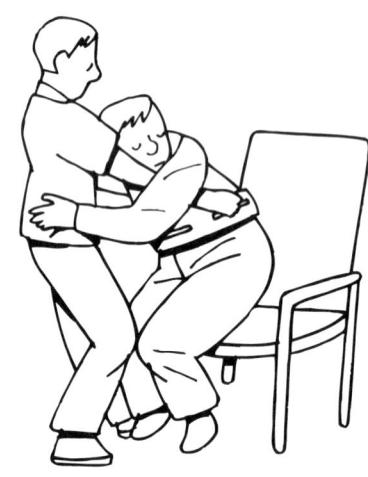

図1.15　介護ベルトを用いた椅子からの立ち上がりの介助

24

1.1 看護に人間工学を活かす

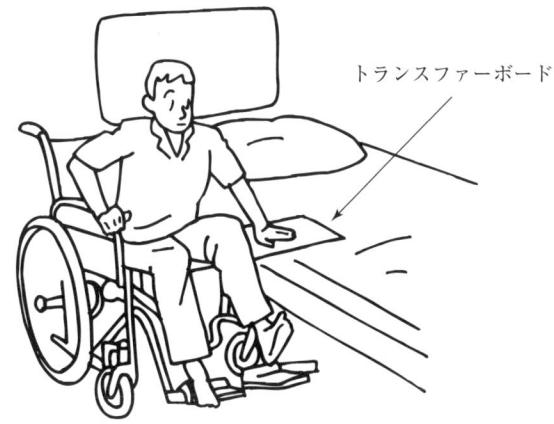

図1.16　トランスファーボードを用いた自力での移乗

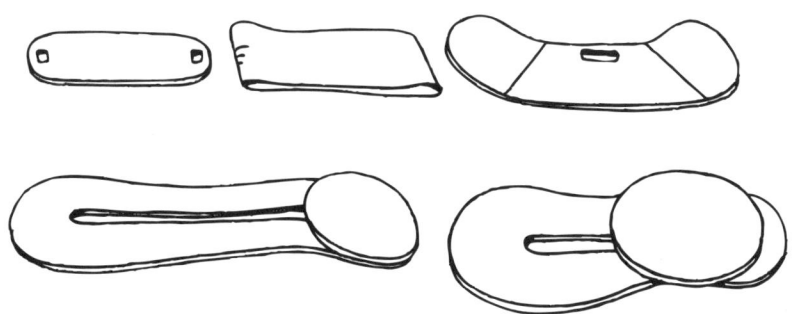

図1.17　トランスファーボードの種類

あっても体位変換や移乗のために補助具を使うという発想そのものが乏しかったようです。また，道具を使うと準備のために時間がかかったりスペースを確保する必要があるため，かえって効率が悪いように感じるかもしれません。そのため，図1.18のような高額のリフターをせっかく購入したのに倉庫に眠ったまま埃をかぶっている施設が少なくありません。しかし現在では，患者の安全・安楽・自立に有効な補助具であればもちろんのこと，看護・介護者の健康を守るためにも補助具を上手に使うべきであるという考え方が一般的になってきました。その背

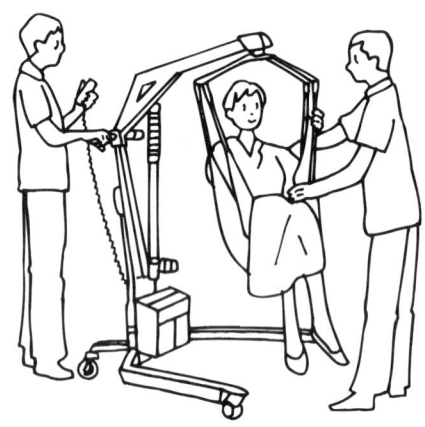

図1.18　リフター

景には，病院や施設では腰痛持ちの看護・介護者が多いことや対象者に高齢者が多くを占めるようになったこと，医療の進歩に伴い重症者が増加していることなどから看護・介護者の負担が増えてきたことが挙げられます．もちろん何でも補助具を使えばよいということではありませんが，患者や看護・介護者自身に合った補助具を選択し，補助具を上手に使うことも看護・介護技術であり，補助具なしには看護・介護技術は成り立たないといっても過言ではないでしょう．

d. 看護・介護技術を向上させる思考と能力

　自転車，車の運転，大工仕事，裁縫などどのような技術であっても，自分の身体機能に合わせた道具や身体の使い方に工夫をする必要があります．看護・介護技術も同じです．どのような対象者にもどのような場面でも使える，応用がきく技術にしていかなければなりません．同じ疾患で似たような年齢や生活環境であっても，身体反応や心理反応は一人ひとり異なります．対象者に適した看護・介護技術を提供できるように技術を向上させるためには，つぎの4つが必要であると考えます．

　1つは，患者に関心を持つことです．そして患者の現在の身体的特徴，今後の

見通しや目標，患者の性格など，患者に関することを積極的に知ろうとする態度や情報を得るための能力を身につけることです。患者に関心を持つことで自然に患者に接する時間が増えて，いままで気づかなかった多くの情報を得ることができるようになります。患者の一挙手一投足を見逃すことなく，患者の言語的・非言語的コミュニケーションによって伝わってくるメッセージや思いを把握しようとすることによって，より患者に適した看護・介護技術になっていきます。

　2つ目は工夫することです。どうして先輩は上手で自分は下手なのか，どうやったら患者が痛がらない方法で援助ができるだろうかと疑問を持ち，動作をより効率的で安全・安楽で患者の力をうまく使うものにするための道具を探したりつくったりするなど，考え，工夫することです。患者はこちらの働きかけに対して，無意識にも何らかの反応を返してきます。身体を動かそうとしたときの患者の重さや硬さ，押したり引いたりしたときの抵抗感，積極的あるいは消極的な患者の意思を受け止め，この経験を積み重ねていくことで分析的な思考が育ち，どのような患者にも対応できるようになっていきます。

　3つ目は自分なりのワザを身につけることです。看護・介護技術を身につける第一段階は，人の真似をしたり本に書いてあるとおりにやってみたりすることによって，技術の型を学ぶことです。しかし，手の長さ，足の長さ，筋力，器用さは一人ひとり異なりますので，ベテランの真似をするだけが十分とはいえません。自分の身体能力を最大に発揮できているかどうかは自分にしかわかりませんので，自分の身体に感じていることを敏感に受け止めることが必要です。それによって患者，道具，自分のそれぞれの特徴および患者と自分，患者と道具，道具と自分の関係が実感できるようになり，ワザが身についていきます。

　4つ目は技術習得に対して謙虚な態度で臨むことです。患者一人ひとりに必要な看護・介護技術は異なります。看護・介護技術を患者に当てはめるのではなく，看護・介護技術を患者に合わせて変化させていく必要があります。看護・介護者は常に，適切な「看護・介護技術になっていく」ように努力するという謙虚さが大切です。

　人間工学は，人間の身体，心理，動作，行動の特性に合わせたシステムを構築

することです。人間の能力の限界を知り，仕事そのものを人間に合わせる工夫をするという考え方であり，人間を中心にして人間の特徴に焦点を当てて技術を発展させようとする学問です。このような人間工学的な発想は上記の4つの考えに合致しています。人間工学は看護・介護技術に必要な思考や能力を向上させることができるのです。

1.2 看護・介護人間工学の変遷

　現代社会における仕事は，人間が機械を操作，運転するいわゆる人間－機械システム（マン－マシンシステム）に従事し，それが作業単位となっているところが多くあります。このことをよく確認し，システム全体として適切な環境のなかでの働きを見る必要があります。人間工学の考え方は，機械やものに関係する人間のことを考慮し，人間能力の質や量の限界をものの設計に導入しようとすることです。また，人間工学は「人間の外部ストレスに対する反応を支配している原理，法則，量的関係をものの分析や設計に応用して，人間に最適な『もの』の条件を見いだすこと」であるともいえます。高齢化社会に入った最近では，扱う対象はものばかりではなく高齢者や障害者を扱う機会も増えました。特に患者，高齢者，障害者をベッドから車椅子への移乗あるいはベッド上で移動する場合に介助者が発症する腰痛が問題となっています。工学では力学が重要視されています。患者・高齢者をベッドから車椅子へ移乗したり移動したりするという観点から，この力学の原理を導入した介助技術も人間工学の一分野として研究が行われています。このほかにも，看護・介護で扱う補助器具や器機の扱いやすさを追及するという意味で，人間工学が看護・介護の分野で取り入れられています。

(1) むかしの人間工学

　人間工学が「人間の作業能力とその限界を知って，仕事あるいはものの設計を人間の解剖学，生理学，心理学的な諸特性に適合させていく科学」であるということは前述しました。いくらむかしであってもこの定義のようなことは，当時の

人々が科学的にとらえないまでも，ものをつくり行動を起こす場合には無意識のうちに人間工学を応用していたことは想像できます。それは曲がりくねった道と真っすぐな道があり，その両者の道が同じ目的地へ通じているなら，私たちは真っすぐな道を迷わずに選んで目的地に行くことからも推測できます。ものをつくる場合のものの形，それをつくる人間の行動（手順や姿勢），つくった製品の使いやすさや安全性に対しては自然に考慮していたと思われます。このように考えると，体系的ではありませんが，人間はむかしから人間工学的な考え方を仕事や生活の場の中に導入して生き続けてきたと思われます。

a. 石器を使う

大昔，石器をつくりそれらを使う場面を想定すると，石器をつくるために石を切り出し，その石を加工するためにしゃがんで作業をしていたことが想像できます。そのとき，石器をつくるにしても使うにしても人間にとってつくりやすくて使いやすい石器を工夫してつくっていたに違いありません。と同時に，現在，掘り出された石器を見てみるとその周辺には美しい彫刻が刻まれたものも多くあります。このことから，使い勝手のよさに加えて美的感覚を表現したデザインも石器創造の中には含まれていたことが考えられます。

b. 良質の土から土器をつくる

土器をつくる過程を考えても，そこには人手が多くかかっていたことが推測さ

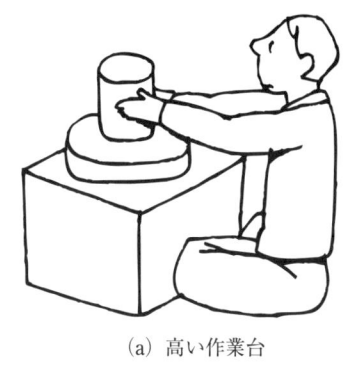

(a) 高い作業台　　　　　　　　(b) 適切な作業台

図1.19　土器をつくる

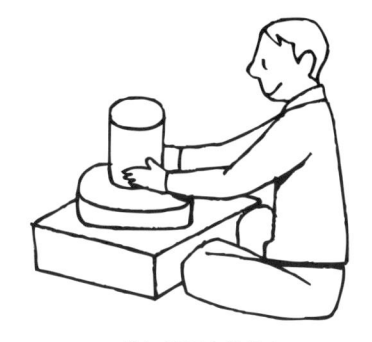

れます。土器をつくるには良質の土を探り当て、それに水を注ぎ混ぜる、こねる、固めるなどの作業が必要です。そして、器の形にするためにろくろに乗せて手で形をととのえます。そのろくろは回転運動をする機械ですので、動力のない当時は当然手動でその作業を行っていました。いまではそれが電動式になっています。図 1.19 に示すように、ろくろ台上の器は作業をしやすい位置で回転するようにしないと作業するときの姿勢によっては、身体を痛めてしまいます。ですから、作業が楽に行えるようなろくろの配置、器の高さを調整するということは、そこに人間工学的な配慮がなされていたことになります。

c. ハンマーを使う鍛冶屋

図 1.20 は刃物をつくる鍛冶屋がハンマーで赤熱した鉄をたたいている様子を示します。鉄は固いので赤熱させ柔らかくしてハンマーでたたきます。このときのハンマーの柄のサイズ（太さ、長さ）が問題になります。人間の手で柄を握るので、使いやすさからそのサイズは自ずから決まってきます。鍛冶屋の長年の経験や疲労具合などからそのサイズは決まると同時に、図のような姿勢のあり方も決まります。赤熱した鉄の塊をたたいていきますので、机のように高い位置での作業は不向きですし、力が入らないでしょうから地面に近い位置で作業をすることになるでしょう。そうすると、作業者は地面にあぐらをかいて作業するということになります。このように考えると動力のない昔の作業は、使いやすい道具を

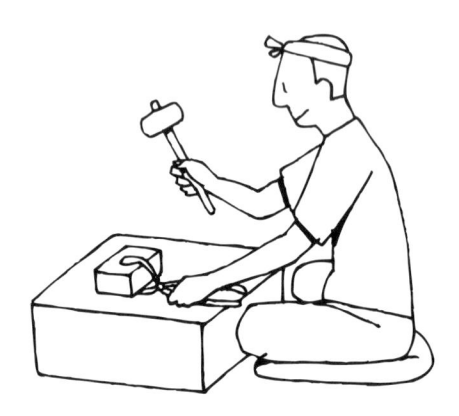

図1.20　ハンマーを使う鍛冶屋

考え，姿勢はその道具や台の位置に合わせて仕事をしていました。こうした道具や台に作業者の姿勢を合わせ，仕事をするということは近年に至るまで行われていました。

d. 手と道具のマッチング（使いやすさ）

鉄のハンマーは鍛冶屋が刀剣や馬蹄を製作・整形するときに必ず使っていました。また，大工が家をつくる場合にも釘を打つために使っていました。しかし，いまではハンマーを手にした職業を見ることは少なくなりました。このようなハンマーを使う作業は電動力，空気圧，油圧を使った機械力に代わってきています。打つ，まわす，削るという加工組み立ての力作業は，人間の力を要しないで使える電動工具を使っています。図1.21はかつての大工の仕事風景を示します。その大工がのこぎりで木をさくさくと切る，カンナを使って柱を削る，ハンマーで釘を打ちつける姿を見る機会はほとんどなくなりました。現在では木は電動のこぎりで切り，電動カンナで削る時代で，人間工学的に安全で能率よく作業が行えるようになりました。

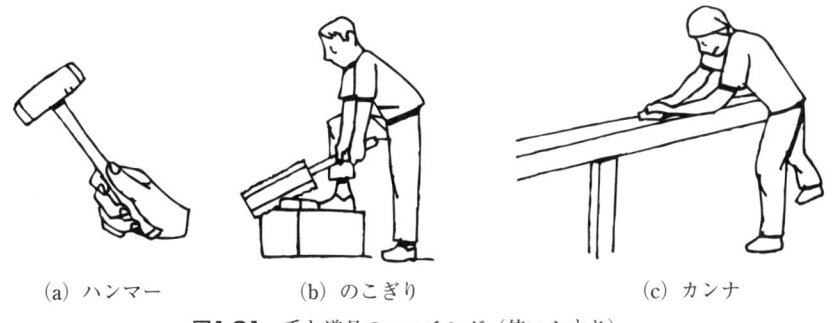

(a) ハンマー　　(b) のこぎり　　(c) カンナ

図1.21　手と道具のマッチング（使いやすさ）

(2) いまの人間工学

20世紀に入り交通システムが発達したお陰で人々は航空機，新幹線，バス，乗用車などを利用して遠方への移動が容易になりました。また，通信網・情報シ

ステムの発達もあり電話，テレビ，ファックス，インターネットなどにより情報交換も容易に行えるようにもなりました。航空機，列車，自動車などの交通機関は，人間を乗せることを目的にしています。そのため安全性の確保は当然のこととして，乗客の乗り心地のよさ，快適さが要求されます。また，運転あるいは操縦するドライバーやパイロットに対しては，それら乗り物の運転のしやすさ，操縦のしやすさなどが要求されますので，そこには人間工学の応用が当然必要となります。したがって，この分野は比較的早い時期から人間工学の考え方が導入され，機器設計上の研究がなされていました。

　機械や電気に関する学会として日本機械学会や電気学会は早い時期に誕生しています。機械や電気の分野より遅れ，1964 年に日本人間工学会が誕生しています。この学会は，工学者（機械，電気，建築など），医療関係者，デザイナー，心理学者など広い分野の研究者が集まった学会です。この学会が誕生した背景には，人間が勝手にものをたくさん生産したら，いくら使いやすいからといっても故障が多発します。また，それらの修理の必要性も生じます。また，買い換えたときに互換性がないこと，製品使用上の安全問題などもあります。さらに，生産工場での生産能率や効率の向上という問題もあります。現場での事故，健康管理，生産能率向上などを考えると，どうしても働く人間の特性をとらえ人間と機械とのあり方を考えなくてはなりません。こうして人間工学は，航空機や自動車などの交通分野における人と機械，工場における人と機械の関係について多くの研究や実験がなされて現在に至っています。

　最近では，医療関係にも人間工学的考えが多く応用されるようになりました。そのことは，快適性が配慮されている病院の待合室をみればわかります。待合室と診察室・検査室，内科や外科など専門診療部門への誘導標識などが廊下に色別ラインで表示されわかりやすくなっています。コンピュータの導入により，カルテの電子化，検査器機の ME 機器化により検査や診察業務が能率・効率よく手早く行われるようにもなりました。

a. 計器盤の見やすさ

　ものの寸法や重量を測ることは昔から行われていました。日本では，尺や寸と

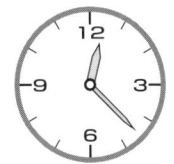

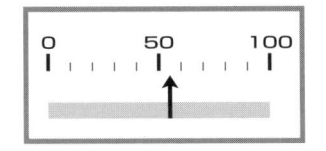

(a) 指針が回転する計器　　(b) 指針が左右移動する計器　　(c) デジタル表示計器

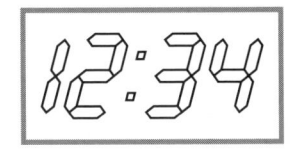

図1.22　いろいろな表示方法

いう人の手や腕の長さを基準にした単位でものの寸法を測っていました。いまでは，目に見えないような小さな寸法（間隔）から月や太陽までの距離のように非常に長い距離までも測れるようになりました。そこには，電気や機械など工学技術の力を借り，正確に素早く測れるような技術が取り入れられています。

　看護における身近な測定といえば，体温，血圧，脈拍など人体のさまざまな生理現象があります。測定した生理現象の結果を有効に使うために，図1.22に示すようないろいろな表示装置が考案されています。図(a)のように丸型の計器，図(b)のような横に針が動く計器，図(c)のようにデジタル表示などの方式があります。測定値にしたがって動く針の形やサイズ，その針に対比させ読み取るための目盛線とその文字盤背景色，数字の形と大きさなどもいろいろと研究されています。こうしたさまざまな計器の役割は，測定された結果を誤りなく測定者に検査結果や診断情報として伝えることです。

　図1.22(a)や図(b)のアナログ計器は文字盤上を針が移動するので，測定結果は指針を目盛に対比させて数値を読み取ります。一方の図(c)のデジタル計器は，数値そのものは容易に読み取ることができます。しかし，この表示は指示されている値は容易にわかりますが，その値の変動や目標の値まであとどのくらいあるかというようなことは頭の中で計算しなければわかりません。ところが，図(a)，(b)の表示方法は，指針の位置で現在値や経過した値（量）が一目瞭然でわかります。かつてはデジタル時計が大はやりしましたが，いまではそれも少なくなりました。指針のあるアナログ式腕時計が市場の多くを占めるようになったのは，人間の認知能力に関係しているからともいえるでしょう。

　アナログ式時計を含めアナログ測定装置や機器の時刻や目標値合わせは，ダイ

ヤルを回すことによって設定するというところに特徴があります。ところが，デジタル式の設定はスイッチ，キー，ボタンの類を押す（オンにする）というところが特徴です。

ここで，時計の時刻や測定装置の目標値（設定値）を設定する場合を考えてみましょう。10個のキー（テンキーといいます）があるコンピュータのキーボードや電子辞書のような場合，そのキーを指示に従って押せば時刻や目標値を設定できます。ところが，テンキーがないもの（設定ボタンが数個しかないもの）に対しては設定用のキーあるいはボタンを目的の数に合う回数だけ押す必要があります。例えば「朝7時にタイマーをセット」するような場合は，午前を示す「AM」ボタンを押します。つぎに7時の「7」をセットするためにボタンを7回も押し，決定ボタンを押してつぎの設定に入ります。最後は設定完了のボタンを押すことによって，タイマーを朝7時にセットできたことになります。このような設定のための操作はアナログ時代に生まれ育ったお年寄りには不向きです。ダイヤルを目でみながら回すことで設定すべき値（目標値）がわかるアナログ式に対して，デジタル方式の基本は押すという操作のくり返しです。古いテレビのチャンネルや音量調整は，ダイヤルを手で回して行いました。ところが，現在のテレビやラジオのリモコンには何十という各種設定用ボタンがあります。筆者のテレビ・リモコンのボタン数を数えたところなんと57個ありました。それに加え，テレビ側にも6個のボタンがあります。これではお年寄りにビデオの録画や操作をお願いしてもできそうにもありません。

最近はこのことがわかり，お年寄りのために大きなキーボタンでボタン数が少ないリモコンスイッチが見受けられるようになりました。こうしたお年寄りを配慮した器機も人間工学の応用なのです。

b. 手のサイズとキーボード

ものの使いやすさを説明するために，コンピュータのキーボードを例に説明しましょう。図1.23は，キーボードのサイズが異なる場合の入力場面を示します。一般に使われているコンピュータには，キーボードとディスプレイ（表示装置）を机の上に置くデスクトップ・コンピュータ（本体は机上あるいは机の下）と携

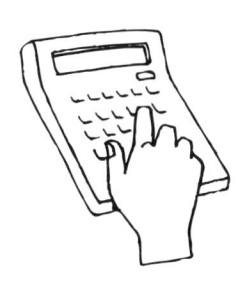

(a) 片手で使う電卓 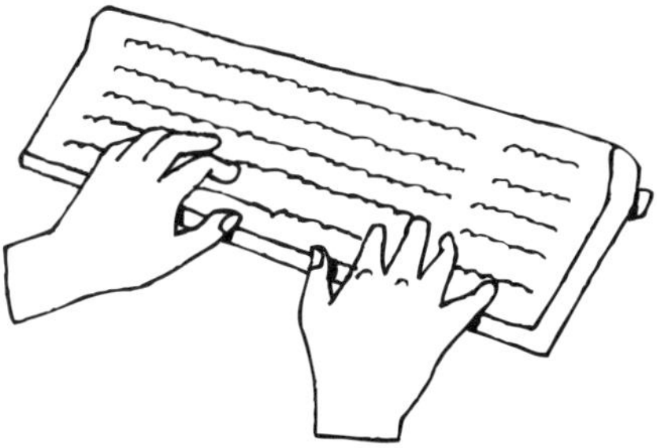　　　　(b) 両手で使うコンピュータのキーボード
図1.23　手のサイズとキーボード

帯に便利なノートブック・コンピュータがあります。コンピュータに指令を与える部分がキーボードで，文字・絵あるいは計算結果を表示する装置がディスプレイです。文字や数字をコンピュータに入力する装置であるキーボード（アルファベッド）のキー配列や配置間隔などは人間工学の研究によって生まれたものです。よく使われる文字はキーボード中央に集め，使う頻度の少ない文字は両手小指近くのキーボード左右端に配置されています。また，キーの大きさについては，デスクトップ・コンピュータは左手の人指し指を英文字の"F"に，右手の人指し指を"J"に常時当てて置き，タイプすべき原文文字を目がとらえたら，その文字に一番近いところに置いた指が押しやすいように考えられています。このようにキーボードに指を置く配置を手指のホームポジションといい，この手の配置を覚えておいて文字を打つとコンピュータへの文字入力はかなり速く行えます。

　このような理由で，普通のコンピュータのキーボードは，指の大きさとキーの大きさはほぼ同じサイズになっています。しかし，ノートパソコンのように携帯用ではキーボードのサイズが全体的に小さいので，若干使いづらくなっています。さらに電子辞書の小型キーボードは，片手の指一本を使ってキー入力をすることになるので，速い入力は行えません。こうした指の位置とキーボードとの関係を決める人間工学的な研究は早い時期（タイプライターの時代）から行われ，今日に至っています。

　現在のコンピュータが世に出る以前の旧式タイプライターのキーボードはメカ

ニカル（文字盤に力を加えてそれを押し込む）な構造で，紙面に文字が印字されるたびにパチ，パチという音が聞こえていました。このタイプライターは，主に英字入力が専門でした。このような機械式から電子式タイプライター（ワープロ）に代わり，さらに今日ではコンピュータにワープロ・ソフトウエアを記憶させ，文章作成が容易にできるようになりました。このようにワープロ・ソフトウエアが出現したお陰で，前述の英文タイプライターはもちろんのこと，日本語の文字入力も容易に行えるようになりました。そして，コンピュータのソフトウエアを変えるだけで，表計算用エクセルやプレゼンテーション用パワーポイントというように表計算やプレゼンテーションが電子的に容易に行えるようになりました。

c. 病院における作業のいろいろ

病院は医療産業というサービス産業に属し，ほかの産業と比べ医療は異なるところが多くあります。病院の特徴的なところをいくつか以下に示します。

① 利潤を追求する産業ではない。
② 医療関連のサービスは，常に利用者を待機し，しかもいつどこで発症するかわからないという性質があるため24時間待機である。
③ 手を増やして効率，能率を上げるということはできない。
④ 医師，看護師，理学療法士，臨床工学士技士，臨床検査技師など職種が多くある。また，多くの特殊な技術者を抱えている。
⑤ 常に医療器械や設備の近代化と職員の技術向上を図る必要がある。

以上のように特殊産業ともいえる医療業務は，その対象がものをいう人間ですから，情報の質と量は非常に重要となります。しかもその情報の内容は，内科・外科など専門部局間で異なり，また24時間待機という時間的にも制約されています。それに加え，医療業務で交わされる情報は緊急で，誤りは許されません。

病院には医師の診療を中核として，以下のような多くの支援部門もあります。

① 臨床検査，放射線検査など各種の検査部門
② 手術のための清潔な部屋，器材を確保する部門
③ 処方せんに基づく調剤部門
④ 患者の食事療法による食事を工夫する部門

⑤　患者の身の回りの世話をする職種
⑥　事務部や管財部など後方支援部門

　上記の支援部門の項目について情報という観点から詳細に見ると，そこには情報のやり取りなしでは成り立たないことがわかります。例えば，①の臨床検査，放射線検査などの検査は，患者から病状という情報を得るために行う検査ですから，この検査部門は患者の病状という情報確保の部門とでもいえます。

d. バイタルサインの計測

　患者の外見的，生理的変化を知ることによって，健康状態がわかります。このような健康状態は脈拍，血圧，体温などバイタルサインを計測し，そこではじめて具体的，量的な病状がわかります。外見からわかる身体測定には，身体各部の長さや体重（身長，体重，座高，胸囲，腹囲）を測ることがあります。ここでバイタルサインというのは，体温，脈拍，血圧，握力，採血や尿検査からわかる生理的変化です。こうした身体の測定やバイタルサインの計測には計測装置が必要です。人間の外見寸法や体重の身体計測だけなら，比較的簡単で物差しと体重計でことが足ります。しかし，各種バイタルサインの量と質を評価するには，それなりの計測装置が必要になります。簡単な測定器には，体重計，身長計，体温計，血圧計，聴診器などがあります。こうした計測器においても，最近では正確でスピーディに測るために電子化，ハイテク化が進んでいます。体温を測るためにこれまでは水銀体温計が用いられていました。この体温計による体温計測には7～10分の時間を要しました。ところが，コンピュータ（CPU）を導入した電子体温計になってから測定時間は短縮されました。どうして時間短縮ができたかというと，一般に測定対象に温度計を当てた場合の温度変化は緩やかなカーブを描いて上昇し，その温度上昇曲線は数式で表すことができるからです。その数式があらかじめわかっていれば，体温測定時のはじめの数分間だけ体温測定を行い，最終的に求めるべき体温は計算で求まります。この計算を行うためにコンピュータが用いられているのです。

　血圧測定においても同様で，マンシェット，水銀血圧計，送気球，聴診器を使う間接法では患者の腕にマンシェットを巻き，手で送気球を押しマンシェットに

圧力を加えていきます。そして，排気しながら血管音（コロトコフ音）を聞き，音の出現，消失を聞き分けてそのときの水銀血圧計の目盛を読み取ります。以上のように圧力をかける，血管音を聞く，目盛を読むというような一連の作業を自動的に行うためにはどうするかを考えてみましょう。

　まず，マンシェットに圧力を加えるには電気モータを使い，その動力で圧力ポンプを駆動し圧力をかけていきます。所定圧力になれば，圧力センサがその圧力を検出し加圧を止め，排気バルブを緩めます。つぎに，血管音はマイクロフォンを使用し微少な電気信号として検出します。その血管音に対応する信号は非常に小さな値なので，半導体ICを用いて増幅します。一方，マンシェット圧力は常時測定できるので，血管音に対応する信号の大きさ（大小）に従ってマンシェット圧力を圧力センサで測定できれば，最高・最低血圧がわかります。その値はデジタルで表示されます。

　以上のような考え方で，手動による血圧測定が自動で行えるようになりました。こうした最新医療機器はME機器といわれています。ここでは体温計と血圧計について考えてみましたが，人工呼吸器，心電計，除細動器，輸液ポンプ・シリンジポンプなど各種のME機器があります。こうしたME機器には電気，機械，計測，制御など幅広い工学技術が応用されています。しかもそれらの技術を使って生まれた製品には患者や看護師・介護士が安心して使えるように，安全で使いやすいことを追求する人間工学が関わっているのです。

e. 病棟の環境

　フロレンス・ナイチンゲールの看護覚書（1860年）によると看護がなすべきことは，自然が患者に働きかけるにもっともよい状態に患者を置くことです。看護とは，新鮮な空気，陽光，暖かさ，清潔さ，静かさなどを適切にととのえ，これらを活かして用いること，また食事内容を適切に選択し適切に与えることです。こういったことのすべてにおいて，患者の生命力の消耗を最小にするようにととのえることです。

　以上のことを考えると，患者が入院生活を送る病院，病棟の環境はできる限り自然な環境，つまり，空気，陽光，暖かさ，清潔さ，静かさを適切にととのえる

必要があります。140年以上前のナイチンゲールの時代と異なり，ビル街にそびえ立つコンクリートビルの大病院を考えると，新鮮な空気と陽光を部屋に直接取り入れ，都会の騒音の中で静けさを保つことはかなりむずかしいことです。しかし，前述のような環境をととのえるために電気を使い，空気の洗浄や冷暖房を行っています。また，防音壁を設け騒音の少ない環境をつくりだすことも可能となっています。このようにして人工的に，自然が患者に働きかける状態をつくりだす努力がなされています。そこで使われる各種環境用設備機械は，騒音を抑え，適切な風速，温度，湿度などにするためのもので，患者や医療従事者に悪影響を与えないような配慮が必要です。そのためにも人間工学的に優れた機器の設計が行われ，製造がなされています。病院という特殊環境で使う機械装置類には，人間工学的配慮は不可欠であることがわかります。

1.3　看護・介護に関わるハイテク化

人間は機械を創造し，鳥のように空を飛び海を渡ることができるようになりました。ものを生産する工場では，自動工作機械やロボットを使い人間不在で24時間操業し，自動的にものが生産できるようになりました。こうした自動化に対して，機械と人間との間で人間工学に関係する重要な関係が2つあります。その一つは，機械の動作状況を監視するために必要な表示装置と人間の感覚器です。ほかの一つは，機械の操作レバーやハンドルなど機械の操作部・制御部と人間の手足（効果器，筋肉）との関わりです。この関わりを理解するために，制御という概念が必要になります。ここでは，その制御について考えてみましょう。

(1) 人間と機械
a. 人間を機械に合わせる

例えば競争用自動車のような一種の機械がここにあるとしましょう。F1ドライバーを連れてきてそれを運転させれば，その自動車という機械は効率よく走ってくれます。しかし，この種の車に慣れていない一般ドライバーが運転したら，

その競争用自動車が持つ性能は発揮できないでしょう。特殊車を上手に運転するためには訓練と時間が必要です。この場合は，競技用自動車という機械を運転するために時間をかけて人間が機械に合わせるという場合です。一般の産業分野で，人間を機械に合わせるということは，つぎのようなことです。それは職業に関わる適性検査を行い知能，言語能力，演算能力，空間判断力，形態知覚，運動速度，指の器用さなどを調べてから現場の機械に合う適切な人間を選ぶ場合です。このように機械に合わせて人間を選んでいくと，機械がより高性能化しその操作が複雑になってくるとやがて問題が生じます。それは，人間の能力には限界があるので，人間は機械を運転できなくなるということです。

b. 機械を人間に適合させる

機械を人間に適合させるということは，人間が持っている能力に機械のほうを合わせる方法であって，これこそが人間工学なのです。このようにすれば，高性能で複雑な機械を使っても，人間が能力の限界を超えるようなストレスを受けることなく，人間－機械システムの効率を高めることができます。

c. 制御の話

人間の能力には限界がありますが，機械に組み込んだ制御技術の力をもってすればその限界を乗り越えることができます。制御技術を導入することによって，数百人も乗せて空を飛ぶ飛行機を出現させた一方で，延命を助ける人工心臓，人工心肺を完成させています。制御は，飛行機でいうなら高度一定，スピード一定など一定値を保持する場合と飛行場に接近したら，その飛行機を安全に着陸させる自動化技術に役立っています。このほかにも，身近にはエアコンの室温制御，冷蔵庫，炊飯器，保温器などの温度制御，CDプレーヤーやビデオ再生機の速度制御など制御技術が応用された製品はたくさんあります。

ME機器といわれる医療工学機器には制御技術なしには語れないものばかりです。その一つの例である輸液ポンプは，単位時間あたりの微量な輸液を一定流量で送る能力があります。この輸液量を一定に保つという技術は制御技術のお陰にほかならず，滴数制御あるいは流量制御も行えるようになっています。

看護・介護に関わるハイテク化　1.3

(2) ME 機器と人間工学
a. ME 機器を使った看護とフィードバック制御

　図 1.24 は，ME（Medical Engineering）機器を使って患者の容体を検査する様子を示します。この図はまたフィードバック制御をわかりやすく説明するための図でもあります。患者のバイタルサイン検査結果をもとに医師や看護師は，病状を特定しそれに見合った処置を行います。そのとき注射や点滴をする，あるいは ME 機器を使って手術をするというような医療行為を行います。手術中に時々刻々と変化する患者のバイタルサイン計測とモニタリングに，あるいは手術に必要な輸血などに ME 機器は使われています。このように見ていくと病院での病状検査に ME 機器は必要不可欠な存在になっています。

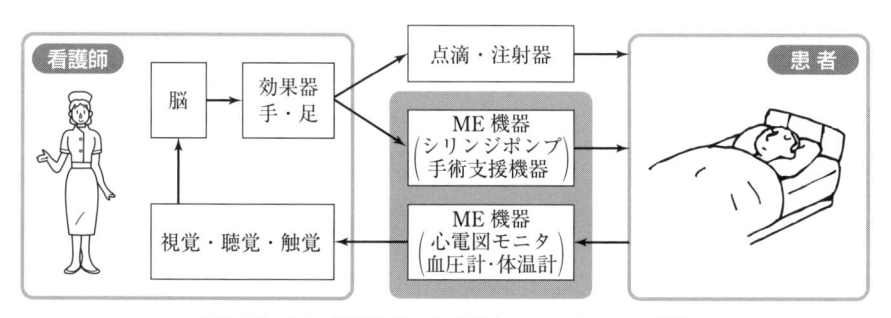

図1.24　ME 機器を使った看護とフィードバック制御

b. 看護とフィードバック制御

　現代では，ロケットの打ち上げ，航空機の自動操縦，各種ロボットの振る舞い，家庭にあっては冷暖房装置，冷蔵庫，炊飯器などいろいろなところに制御技術が応用されていることは前述のとおりです。これらの機械装置にとって自動化技術（制御技術）は欠くことができない存在です。ここで，機械の自動化に必要な制御の考え方を看護に対応させて考えてみます。ここで述べる制御はフィードバック制御のことを表しています。

　人間を機械装置に当てはめることはたいへん失礼なのですが，制御の意味を理解するために機械システムに看護師や患者を当てはめて説明します。図 1.25 は

第1章 人間工学とは

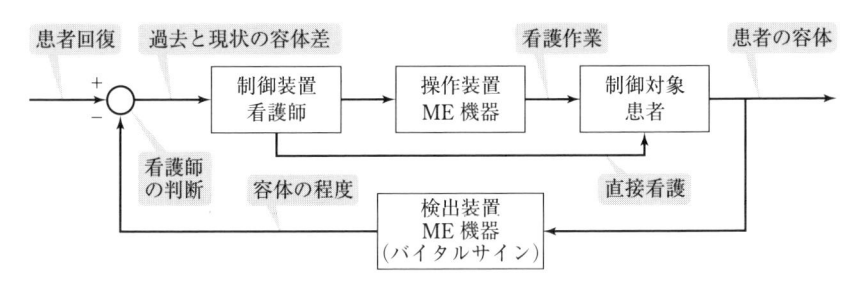

```
患者回復 → (+/−) → [制御装置 看護師] → [操作装置 ME機器] → [制御対象 患者] → 患者の容体
                  過去と現状の容体差      看護作業                              
         ← 看護師の判断 ← 容体の程度 ← [検出装置 ME機器(バイタルサイン)] ← 直接看護
```

図1.25 看護とフィードバック制御

　フィードバック制御系を説明するためのブロック線図というものです。機械システムの場合，図中の制御装置はコンピュータ（コンピュータや増幅器を含む電子装置），操作装置はモータ（大きな力を必要とするなら油圧装置），制御対象は例えばロボットや航空機，検出器は変位や力の検出装置に対応しています。

　ここで，図1.25に示したフィードバック制御において制御装置を看護師，操作装置をME機器，検出装置をバイタルサイン検出装置に置き換えて考えてみましょう。ME機器を使わずに直接患者と接し，ある程度の病状判断をすることもあるかと思います。しかし，普通はME機器を使用し図に示したように患者の容体を知り，その結果に基づき医師や看護師が医療行為に入ります。その結果，回復した病状を再度検査し，患者はさらなる回復への道を歩みます。このような行程を何回かくり返し患者は回復・退院することになります。その行程は，図中の矢印の方向に沿った行為です。

　以上の説明のように，社会一般に普及した機械装置のフィードバック制御技術の考え方は，看護業務にも当てはめることができます。ここでME機器を用いた検査，つまりバイタルサインの測定を行わないなら，患者からの病状に関わる情報は得られず患者に対して医療行為の施しようがないことがわかります。看護師が患者の額に手を当て患者の体温を勘で測るということは，すでにバイタルサインの一部である体温を測っていることになります。そして，熱があると判断し氷枕を使用したとするなら，それは一種の制御を行ったことになるのです。

c. ME機器のあらましとフィードバック制御

　ME機器は高度な工学技術と医用・医療技術が結びつき出来上がったもので，工学の分野でいうメカトロニクスに対応します。また，ME機器による検査結果は，患者を回復させるということで治療手段あるいはケア計画をそれによって決めることができます。患者が見事回復したなら，それは医療におけるフィードバック制御が行われた成果です。つまり，検査結果をもとに治療に入り，その治療結果を知るために再び検査を行います。その結果に基づき再度治療するということをくり返します。これはまさに工学でいう一種のフィードバック制御です。このように考えると，工学と看護とは結びつきがあることがわかります。

　以上は治療というプロセスを考えましたが，ME機器を考えるとそこには航空機やロケットに応用されているのと同じフィードバック制御が応用されているのが一般的です。

　看護に関わるME機器は，おおまかに以下のように分類できます。

① 身体のさまざまな情報を取り出すME機器（検査機器）：
- 電子体温計，電子血圧計，超音波装置，内視鏡など
- 心電計，ベッドサイドモニタ

② 身体に作用させるME機器：
- 身体機能の一部を代行するもの（人工心肺，人工心臓）
- 身体の一部を刺激するもの（除細動器）

③ 患者専用のME機器：
- 心臓ペースメーカ，電動ベッド，電動車椅子，リハビリテーション機器

④ 管理業務に関するもの
- ナースステーションにおけるセントラルモニタ装置

　「コンピュータ」は画像処理も行うことができ，診断機能を高めることもできます。また，心電図などでは情報の解析も行ってくれます。さらに，温度や圧力を検出するセンサ情報に基づき，危険かどうかの判断も行ってくれます。人間にたとえれば判断機能を持つコンピュータは"機械の脳"であるといえます。シリンジポンプを動かすためにモータが使用されていますが，この「モータ」は人間

にたとえれば"筋肉"です。「センサ」にもいろいろあります。目は光センサ，耳は音センサ（マイクロフォン）あるいは超音波センサ，鼻は臭いセンサ，圧覚は力センサなどで，それらのセンサは"五感"に対応します。このように人間の眼や耳などの"五感"，手や足などの"効果器"，各種の判断を行う"脳"を機械装置と対応させて開発されたものが「ME機器」でありメカトロニクス（機電一体技術）製品なのです。直接あるいは間接的に，そこには「フィードバック制御」が応用されているのも事実です。

● フィードフォワード制御

　制御する対象の成り行きを見て，その結果に違いがあれば，それを修正する制御がフィードバック制御です。これに対して，フィードフォワード制御という制御があります。これは先手を打つ制御ともいえ，操作（手足の運動）をすれば結果（制御量：例えば手足の位置）があらかじめどのようになるかがわかっているような場合の制御です。例えば，若者は階段を一段もしくは二段ずつあまり確かめることなく無意識に降りていきます。このとき段差の存在を少しは意識しているでしょうが，すいすいと降りていきます。このように，階段をあまり意識しないで，つまり"先手を打って"降りていくような行動はフィードフォワード制御です。ところがお年寄りは，降りるべき階段位置をいちいち確認しながら足をゆっくりと下ろしながら降りていきます。これは，足を下ろす位置をお年寄り自身が確認しながら（フィードバックしながら）階段を降りるような場合であって，このような動作や行動はフィードバック制御といえます。

d. ME機器支援による手術

　図1.26は，医師（術者）がME機器の支援を受けて手術する様子を示す概念図です。ここで，制御という概念を取り入れると手術の様子がよくわかるので説明します。術者は内視鏡下で手術機器・器具を使用し臓器手術を行うものとします。臓器画像は，内視鏡を通してモニター（液晶画面やブラウン管）上に常時映しだされています。その画像を見ながら術者は手術を行うので，あたかも直視しているかのように手術中の腹部内状況がよくわかります。図には示してありませんが，手術室には複数の術者，看護師，臨床工学士技士がいて，生命維持に必要

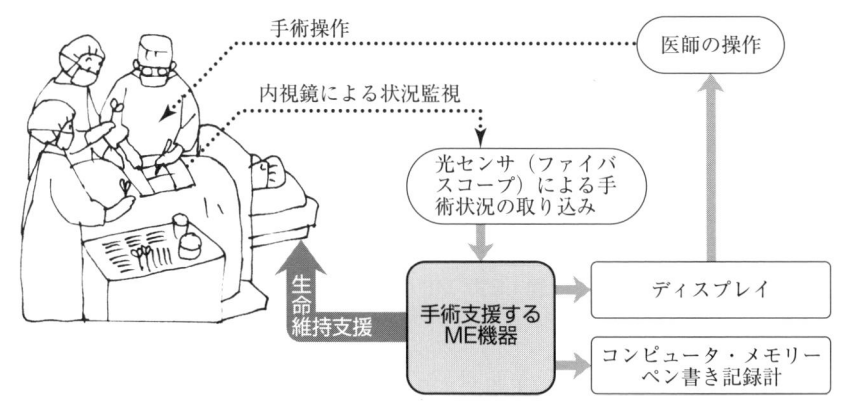

図1.26 ME機器支援による手術

な酸素，血液などの供給，処置，調整，モニターを絶えず行っています。図のように情報（信号）や操作力（信号）がぐるぐると矢印の方向に回ることから，手術もフィードバック制御が働いていると考えるのです。ME機器やメカトロニクス製品に見られるような自動化機械では，このような考え方に基づいたフィードバック制御が応用されています。ME機器は医療関係に使われる機械・機器に対して用いられる用語ですが，メカトロニクスは工学分野の機械一般に用いられている用語です。例えば，ロボット，自動工作機械，電子ミシン，自動券売機，自動改札機のように自動的に動く，あるいは機能する諸器機をメカトロニクスといっています。ME機器は医療専用機器ですが，拡大解釈すると機電一体技術を意味するメカトロニクスの範ちゅうに入ります。

e. ME機器と制御技術

　図1.27は，人間（医師・看護師）−機械（ME機器）システムを示します。ME機器を使い検査する場合，医師あるいは看護師はまず効果器（手や足）を使い患者に検査用センサ（電極，プローブ，マンシェットなど）を装着し検査準備をします。その準備が出来上がるとME機器をスタートさせ，検査データを取りはじめます。得られた検査データが表示部に掲示されると医師・看護師の五感（視覚）に基づき，それを確認します。そのデータに基づき医療処置が行われま

第1章　人間工学とは

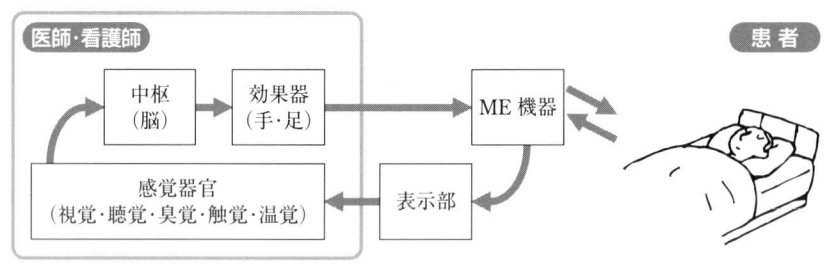

図1.27　ME 機器と制御技術

す。図に示したような矢印の手順がくり返されます。ここで，例えば表示部に故障が生じると，検査状況がわからなくなり，医療行為はできなくなります。このような状況はフィードバック制御がうまく働かないということを示します。

(3) リハビリテーション機器

　私たちが病気や怪我をして入院する場合，医師や看護師にたいへんお世話になります。長期入院ともなると看護師の皆さんには，看護はもちろんのこと身の回りの日常生活支援に関わるお世話から医学的リハビリテーションの導入的なことまでの面倒をみていただきます。もちろん本格的なリハビリテーションは，医師，理学療法士，作業療法士のお世話になります。いずれにしても，看護されている場合には本来の病気あるいは怪我の治療は受けますが，正常な日常生活が送れるようになるためにリハビリテーションの指導も受けます。その結果次第で正常な社会復帰ができます。

　高齢社会に入った近年において生活機能低下者が増加し，その人たちの介護予防や自立支援のためにパワーリハビリテーション[10]が普及してきています。このパワーリハビリテーションの効果について新聞やテレビ局各社が報道しています。そのニュースによるとパワーリハビリテーションを実施したお年寄り90%余の人が歩く距離を伸ばすことができ，バランスをとる動作も向上したということです。また，36人中6人が介護の必要がなくなるまで回復したとも報道されました。

a. パワーリハビリテーションとは

　機能回復のための普通のリハビリテーションは，機能が低下した体の部分を局部的に刺激してその部分の運動機能回復を目指すことを目的としています。体の筋肉に刺激を与えるために専門家指導のもと，機器に頼る方法も考えられます。この機械による刺激方法の系統的な方法がトレーニングマシンを使ったパワーリハビリテーションです。パワーリハビリテーションは，介護予防，自立支援用で動作の衰え，体力の低下，不活発な行動などの改善を目標としています。筋力を増強するとともにバランス能力や敏しょう性を鍛えます。このパワーリハビリテーションは，筋力より神経やバランス感覚を向上させることを目的とし，起き上がる，立ち上がるなどの動作力の改善，行動の変化を目指しています。高齢者が医師や理学療法士などの指導を受けながらトレーニングマシンなどを使って筋力トレーニングに取り組む手法です。この手法は，体力や行動力を全体的にアップさせることを目的としています。

　パワーリハビリテーションの対象は，虚弱，要支援者，要介護者を対象にし，動作性や体力に問題ない元気な高齢者が行う筋トレとは異なります。努力次第で体力回復が見込まれる人も多いはずなので，複数の病気を抱え回復努力する高齢者や障害者が中心です。

　高齢になると廃用症候群といって使わない機能は低下します。また，老化で体の動作性が低下し，歩行も遅くなりつまずきやすくなります。高齢者の動作能力の低下は，筋力より神経やバランス能力の低下が大きいといわれています。

　高齢者は前傾姿勢をとりがちです。その姿勢で歩くのと普通に歩くのでは使う筋肉が異なります。老齢期になり障害を持つようになると家に閉じこもり，生活範囲は縮小します。さらに寝たきりになると筋力は次第に低下し，要介護度がいっそう高くなるという悪循環に陥ります。これまでのリハビリテーションは，脳卒中で動かない手足を最大限に回復させることでした。骨折治療では筋力を復元させ，歩いて身の回りのことができるようにすることでした。これは，局所機能回復が目的です。急性期や回復期のリハビリテーションとしては正しいのですが，動作の衰えや前述した廃用症候群など慢性期の要介護者が無理なく行うには，効

果的なパワーリハビリテーションのような新しい手法が必要です。

　トレーニングマシンを利用すると通常のリハビリテーションより，本人や周囲の人が数値で成果を確認しやすく，張り合いができるという効果もあります。はじめは機械（トレーニングマシン）に乗るのが怖かったが，慣れてくると使っていて気持ちがいいともいわれます。トレーニングマシンが入ってからリハビリの時間を楽しみにしているとか自信回復，活動的なライフスタイルを取り戻したともいわれます。車椅子から杖歩行に変わり補助器具なしで歩けるようになるというように行動範囲は広がります。このパワーリハビリテーションは行動変容が最大の目標です。トレーニングを積むと，重量など目盛の変化で病状の改善が実感できるので，自信につながるとか筋力が上がるのが数字（重量や回数）でわかるということも事実です。そして，やりがいを感じ表情も明るくなります。同じ仲間と目標や効果が共有できるので和気あいあいと行うことができ，1回目から「足が軽くなる」と実感した人も多いようです。

　週2，3回無理のない範囲で機能を回復するようなトレーニングを行い，3ヶ月間実施して結果を判断します。それぞれの部位のパワーを向上させ，それが全身の活動性を引き出します。マシントレーニングの前後には，ストレッチや整理体操を入念に行います。1回当たりのトレーニングは30〜90分です。パワーリハビリテーションは軽い運動とはいえ心肺機能などへの負担もあり，診断や血圧測定，十分な準備体操は欠かせません。必ず，理学療法士が傍らについて指導するようにします。

　トレーニングマシンは，上肢，下肢，体幹（腰，背中）用に6種類あり，人間工学的に使いやすく安全な配慮がなされています。マシンの特徴は2.5 kgと軽い負荷から始まり，0.5 kg，1 kgの中間的なおもりも小刻みに調整可能なようになっています。また，人間工学的に乗り降りはしやすいような形態になっています。

b. ゲイトトレーニングシステム

　図1.28はゲイトトレーニングシステム（トレッドミル式歩行運動装置）というものです。この機器は患者に応じた歩幅と歩行周期（ゲイト）を任意に設定で

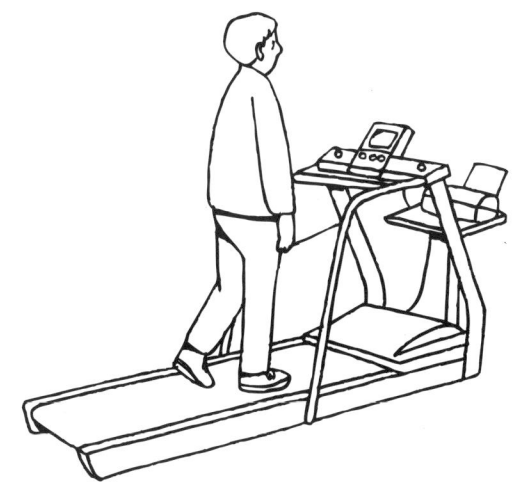

図1.28　ゲイトトレーニングシステム

きるようになっています。年齢，性別，左右の脚長などのデータをあらかじめ記憶させておくと，患者の体格や身体能力に見合った「適正歩幅」が算出され，それが表示されます。歩行を開始すると実際の歩幅と適性歩幅がモニター上に同時表示されるので，患者はそれらを見て適性歩幅に合わせるように修復しながら歩行訓練を行うことができます。運動中は，手指装着式センサにより脈拍が常時観察できるようにもなっています。訓練する患者の目前にモニターが設置されているので，自身の努力が目に見えるように設計されています。また，安全面では，両サイドに手すりが設けられているので，いざという場合にはその手すりで保護されます。

c. 免荷状態を利用した部分荷重訓練

　図1.29は図1.28のゲイトトレーニングシステムに可動式免荷装置を組み合わせたリハビリテーション機器（システム）を示します。ここで，免荷装置というのは，図1.29よりわかるように訓練者の体重の一部を装置が支えてくれるものです。脳卒中，脊髄損傷によって歩行困難となった患者，関節置換，腰痛，肥満，関節炎などで関節への負担を軽減させなければならない場合に使用するものです。

第1章 人間工学とは

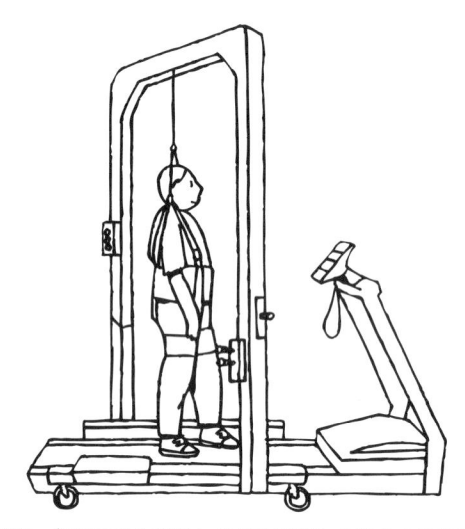

図1.29 免荷装置を利用し体重を軽減した場合の歩行訓練

これを使用することによって見かけ上の体重が軽くなるので足や腰にかかる荷重は減り，歩行がしやすくなります。免荷状態で歩行訓練を重ね，徐々に免荷装置が受け持つ荷重を少なくしていきます。最終的には図1.28のように免荷装置を使用しない訓練に移行していきます。この装置も訓練が容易に行え，安全であるという点で人間工学的な配慮がなされ設計されています。

d. トーソエクステンション／フレクション（体幹の伸展・屈曲）

　図1.30は「トーソエクステンション／フレクション」というリハビリテーション機器で，体幹を曲げる動作と伸ばす動作（股関節の伸展・屈曲用）の2つの訓練が行えるものです。アームの角度を変えることによって前屈と後屈の両方向の運動が可能なので，使用者は常にウエイトプレート（おもり）を確認できる位置でその両方の運動が行えます。このリハビリテーション機器は体幹を前屈させると胸に当てたパットの反力が加わるようになっています。おもりに取り付けたベルトと滑車を介して，被験者の胸に当てるパットに力が伝わります。胸に当てたパットが体幹前屈によって押されると，リンクの腕が回転します。するとその軸に取り付けてある滑車も回るので，その周囲にベルトが巻き取られおもりが持ち

(a) 体幹を曲げる　　　　　(b) 体幹を伸ばす

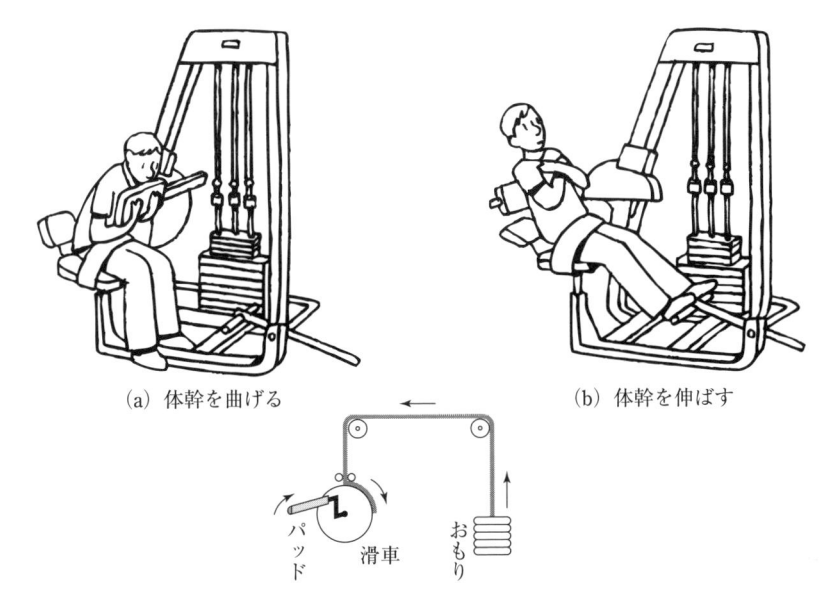

図1.30　トーソエクステンション/フレクション（体幹の伸展・屈曲）

上がります。このおもりの持ち上がりによる重力が被験者の胸パットにベルトを介して伝わるので体幹の前屈訓練が行えるということになります。このリハビリテーション機器（トーソエクステンション／フレクション）の調節部位は，アーム角度，パッド位置，パッド角度，フットレスト，座面高さです。

e. ホリゾンタルレッグプレス（股関節・膝関節の伸展，足関節の底屈）

　図1.31は「ホリゾンタルレッグプレス」というリハビリテーション機器です。この機器には水平なレール上をスライドする座席が設置されています。この座席に被験者が座り，座ったままの状態でフットプレートを両脚で押す動作を行います。そうすると座席は後方に移動します。このとき，座席を戻そうとする力が作用する仕掛けが組み込まれていないと，座席は後方に移動したままで被験者には何の負荷もかかりません。それでは訓練にはなりませんので，移動した座席を前方に戻そうとする力が常に加わるようになっています。その仕掛けは図に示すようにおもり（重錘），ワイヤ，滑車を組み合わせた機構です。この機構でおもりに相当する力が常に座席に作用するので，足，腰をつっぱり座席を後方に移動さ

51

第1章 人間工学とは

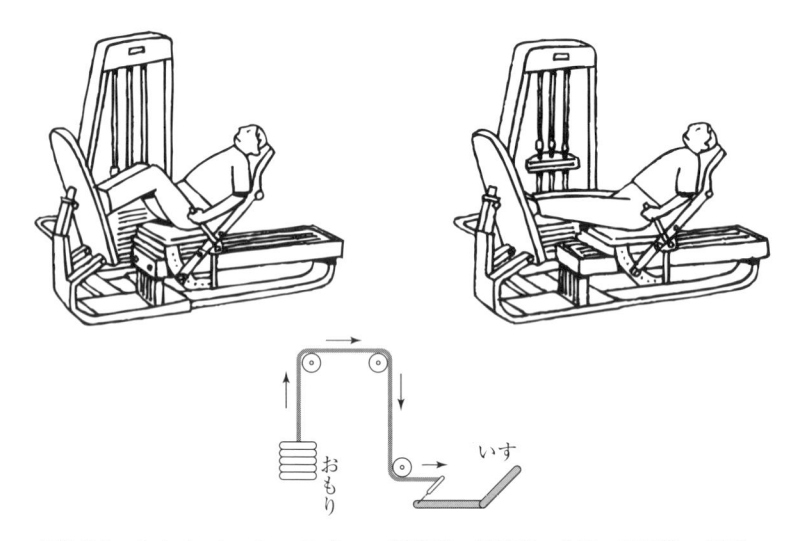

図1.31 ホリゾンタルレッグプレス（股関節・膝関節の伸展・足関節の底屈）

せるとその座席を戻そうとする力（おもりに相等する力）が被験者の足，腰に加わります。そのために足，腰を緩めると座席は元の位置に戻ります。

このリハビリテーション機器（ホリゾンタルレッグプレス）の背もたれ角度は90°から0°まで調節可能で，使用者の状態に応じてさまざまな位置で訓練が行えます。調節できる部位は，フットプレート角度，座面位置，背もたれ角度，肩パット位置，肩パット角度です。

図1.31のトレーニングマシン「ホリゾンタルレッグプレス」は，図のように胴体をマシンによりかかり，股関節伸展，膝関節伸展，足関節底屈を行います。ところが，ラジオ体操，ストレッチ，太極拳は脚部が支えた胴体を重力に逆らって上下させ，足腰を曲げるのでトレーニングマシンの運動量とは異なります。トレーニングマシンではおもりの重さを交換すれば負荷量を調整できます。しかし，限られた筋力部位のトレーニングです。ラジオ体操は体全身，つまり多くの筋力を総動員し，それらを刺激することができます。トレーニングマシンではその総動員ができないので，機種を乗り換えて別のトレーニングマシンにより肩関節水平内転，肘関節伸展など別の筋肉に刺激を与えることになります。

朝のラジオ体操，ストレッチとトレーニングマシンに試乗した感じと比較すると，似たような心地よさを感じることができます。健康に恵まれない患者がリハビリテーションとしてマシンを使用する場合，健常者が運動で筋肉を使用した後の快適さが味わえると同様の心地よさ，快適さを味わうことができます。このとき，医療専門家の指導を受け，安全にリハビリテーションを行うなら，そのときの味わいをもとに次のステップへ頑張る希望を持つことができます。

f. パワーリハビリテーションの実践風景

生活機能低下者が増加し，介護予防や自立支援のためにパワーリハビリテーションが普及していることは前述のとおりです。このパワーリハビリテーションのパワーというのは何を意味しているかをここで考えます。

私たち人間が生きるためにはパワーが必要です。例えば，ある人が横断歩道を渡るのに10分もかかるようでは青信号が赤信号に変わってしまい，その横断歩道を渡りきれず交通事故に遭遇する恐れが生じます。そうならないためにもその人には動くためのパワーが必要です。歩行に必要なパワーは筋力ですが，その筋力が発揮する持続時間，筋力の瞬発力，周りを見渡し安全を確認する判断力が歩行には必要です。このような活動性をリハビリテーションによって取り戻し，パワーアップを図るためにパワーリハビリテーションが必要です。

一般にパワー（power）を辞書で引くと権力，勢力，軍事力，動力，仕事率，能力とあります。また，パワーとは「パワーのある〔＝馬力の強い〕自動車」「物事を推し進めたり動かしたりする力」とも言い表します。さらに「たいしたパワー〔＝能力。実力〕だ」などとも言い表されていますし，「社会に与える集団の力：ブラック−パワー，スチューデント−パワー，ウーマン−パワー」というようにも使われています。このようにパワーという言葉の意味は広く用いられ活力のある言葉で，人間の活動性を示す指針です。リハビリテーションと結びつけたパワーというのは，病院であれば患者，施設であれば身体障害者や高齢者，自宅であれば病気の家族が前述したパワーアップを図り，「馬力の強い人間」「物事を推し進めたり動かしたりする力を持つ人間」「能力・実力のある人間」「社会に与える集団力のある人間」に復帰することです。現実の問題では，限られた時間内

にある事柄を達成させるような活動力を持つことが大切で，それがパワーです。

　物体をある距離動かす力を仕事量といい，単位時間に行われる仕事量のことを仕事率（パワー）と定義しています。上述のようにパワーは力と時間に関係するので，パワーアップするということは，大きな力が持続できる能力を持てるようになることです。前述の横断歩道を渡るという場合では，大きな筋力を発揮して限られた時間で渡れる能力を持つことが望ましいわけです。突発的な危険事態に遭遇したら，瞬発力をもってその危険を避ける能力を持つことも必要です。転びそうになったら，それを回避できる能力も取り戻したいと思います。こうした能力をパワーリハビリテーションで取り戻すために近代的なリハビリテーション機器が普及しはじめています。

　以上，パワーリハビリテーションのためのトレーニングマシンを紹介しました。こうしたマシンは患者，高齢者という弱者が活用することが多いため，そこには安全，使いやすさが十分に考慮されてつくられています。しかも，人間がマシンに乗るという観点から身体にフィットする，フィットしない場合は調整できるようになっています。こうしたことから，トレーニングマシンは人間工学が有効に活かされている機械といえます。

[参考文献]

1）A. H. マズロー，小口忠彦訳『人間性の心理学』産能大学出版部，1995
2）國澤尚子「安静にしているのに，患者さんは『疲れる』と訴える」，『澤井映美，鈴木玲子，村本淳子編「見過ごしてはいけない55のシーン」』所収，学研，2004
3）菱沼典子，坪井良子，松田たみ子編『考える基礎看護技術』廣川書店，1997
4）平松則子「身体を起こす」，『小松浩子，菱沼典子編「看護実践の根拠を問う」』所収，南江堂，1998
5）小川鑛一『看護動作を助ける基礎人間工学』東京電機大学出版局，1990
6）野口真紀子「安全・安楽な車椅子移乗の検討──トランスファーボードと腰ベルトの有効な使用法」，『埼玉県立大学保健医療福祉学部看護学科平成16年度卒業論文』2004

7) 大久保祐子, 小長谷百絵, 小川鑛一「看護労働に関するアンケート調査（第1報）：腰痛を起こした看護労働について」,『日本看護研究会雑誌』, 18（臨時増刊号）, 1995
8) 小長谷百絵, 大久保祐子, 小川鑛一「看護労働に関するアンケート調査（第2報）：ボディメカニクスとその活用状況」,『日本看護研究会雑誌』, 18（臨時増刊号）, 1995
9) 小川鑛一, R.チェサン「スコットランドにおける看護力作業に関する調査研究」,『人とシステム』3, 日本人間工学学会, 1996
10) 介護予防・自立支援・パワーリハビリテーション研究会「パワーリハビリテーションガイドブック」, 医歯薬出版, 2004

章末問題

1-1 人間工学とはどのような学問かを簡単に説明しなさい。

1-2 看護・介護と人間工学に関する課題について, 次の①〜⑤より説明が誤っているものを選びなさい。
① 理論を十分に習得すれば, 実践能力の習得は必要ない。
② 看護師は常に業務上の姿勢に注意し, 腰部障害などを被らないようにする。
③ 電子カルテはコンピュータにより管理されており, 絶対に間違いはない。
④ 人には得意・不得意分野があるので, 適切な人材配置により事故を減らし, 効率を上げる。
⑤ ME機器は簡単に操作ができ, 気楽に取り扱うことができる。

1-3 病院を想定した場合, 人間工学に関わる事項はどのようなことやものが考えられるか。診察室, 検査室, 病棟, ベッド, 待合室, 廊下などを例にして考察しなさい。

1-4 ME機器と人間工学との関わりについて考察しなさい。

1-5 看護人間工学とはどのような学問かを簡単に説明しなさい。

1-6 道具や用具は人間工学に関係がありますが，その理由を説明しなさい．

1-7 普通のベッドとギャッチベッドを比較し，その違いを人間工学的に考察しなさい．

1-8 人間工学が看護・介護の分野に導入されているのはどのような理由か説明しなさい．

1-9 看護や介護のように人間を扱う分野で人間工学が必要な理由はなにかを考察しなさい．

1-10 ベッド周りで人間工学が必要なところはどのようなところかを考察しなさい．

1-11 廃用症候群について，次の①～④より正しい組み合わせを選びなさい．
① 運動器では筋肉の萎縮，筋力低下，関節拘縮が起こる．
② 呼吸器では酸素消費量が減少し，肺活量は多くなる．
③ 循環器では，1回拍出量が増えて起立性低血圧を起こしやすくなる．
④ 消化器では食欲不振，栄養不足，便秘などが起こる．

1-12 腰部への負担について，次の①～④より正しい説明を選びなさい．
① 立位よりも前傾姿勢のほうが腰部への負担は少ない．
② 脊柱起立筋は大きな筋肉であり，前傾姿勢をとるときにもっともよく働く．
③ 姿勢そのものは腰痛には関係ない．
④ 膝を曲げない前傾姿勢で 20 kgf の荷物を持つことによって直立姿勢の約 4 倍が椎間板に加わる．

1-13 ボディメカニクスを使った動作について例を挙げて説明しなさい．

1-14 道具の使用目的を 5 つ挙げ，道具の例を示しなさい．

1-15 看護・介護技術を向上させるために大切だと思うことを記述しなさい．

第 2 章

身体の働きを知る

　看護や介護は人へのケアを実践する仕事ですが，その実践のためには，人間がもつ特性について理解しておくことが必要です．ここでは，身体の働きや運動の仕組みについて理解するために，外界の刺激をどのように取り込んでいるか，外界から取り込んだ情報をどのように認識し，身体内部でコントロールされるかについて解説します．また，身体を動かすときに重要な関節の動く範囲（関節可動域）や人体寸法についても触れていきます．そして，身体活動に伴う負担や疲労のメカニズム，成長や発達という視点から身体活動能力の特徴について例を示しながら説明します．

2.1　情報の取り込み，判断するメカニズム

　ヒトの意識をつかさどり，生体内部のバランスを調整・維持する機能の中枢は脳にあります．脳は外界の情報を生体に取り込み，その情報で生体のバランスを調整する反応（出力）を行いますが，情報処理のコントロールには中枢神経といわれる脳と脊髄が働いています．つまり，自らの意思で手や足を動かしたり，気温が高くなると汗を流して体温を調整することが無意識下で行われることも，コントロール・システムの中枢である脳や脊髄が関与しています．ここでは，人がどのように感覚器を介して各種情報を脳へと取り込み，それをどのように感知するかを説明します．

第2章 身体の働きを知る

図中ラベル:
- 錐体外路系運動野(中枢)
- 運動の統合
- 眼球運動中枢
- 意志 思考
- 感情
- 言語運動中枢
- 味覚
- 記憶
- 聴覚野(中枢)
- 錐体路系運動野(中枢)
- 体性感覚野(中枢)
- 知覚,判断,理解
- 言語感覚中枢
- 視覚野(中枢)
- (Brodmann)

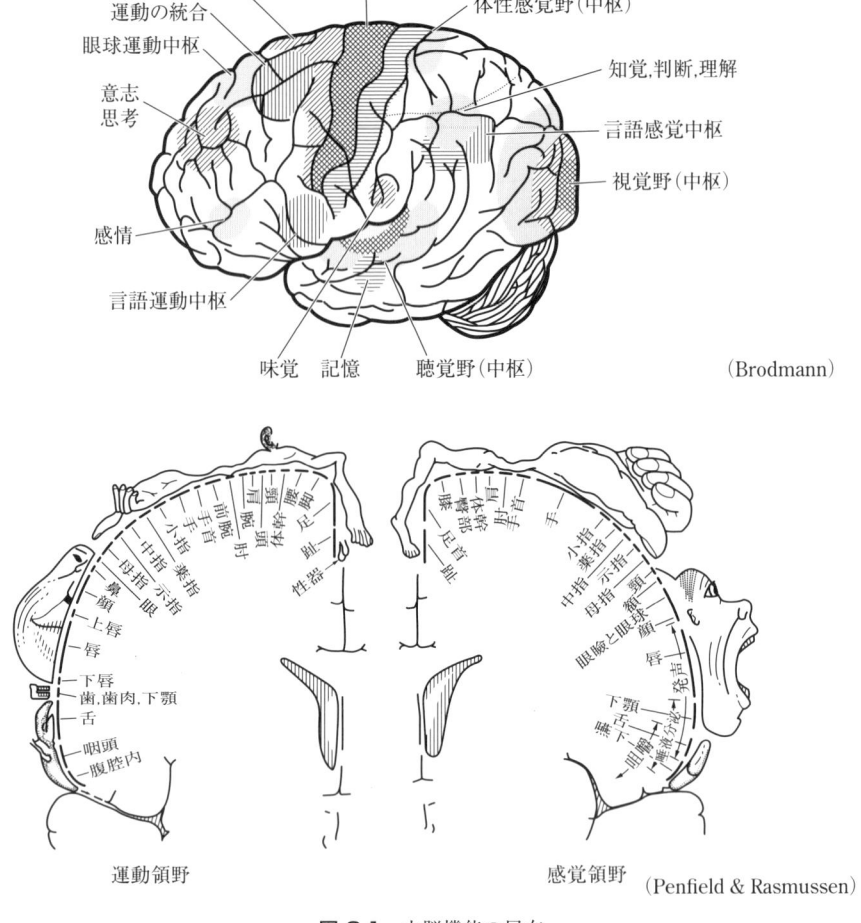

運動領野／感覚領野 (Penfield & Rasmussen)

図 2.1　大脳機能の局在

(1) 脳と神経の働き

　脳の実質は，大脳半球，小脳，脳幹（間脳，中脳，橋（きょう），延髄（えんずい））からなり，この部分は，内側から軟膜，くも膜と脳脊髄液，硬膜，そして頭蓋骨に保護されています。

　大脳半球の大脳皮質（灰白質）には神経細胞が存在し，解剖学的に前頭葉，頭

頂葉，側頭葉，後頭葉に区分され，それぞれの部位が特定な働きを担っています。図2.1で示すように，大脳皮質には身体の運動をつかさどる運動野，身体感覚を認識する体知覚野，言語に関与する運動性および聴覚性言語領野，視覚に関与する視覚領野，認知や言語に関与する前頭連合野，そして意欲といった思考に関する役割を果たす神経細胞が分布しています。また，大脳皮質下に存在する大脳辺縁系には，視床下部とも連絡して自律神経に関与する機能や内分泌機能を統合し，情動，記憶，食欲，性欲に関係する中枢（神経核）が存在します。

大脳皮質の内側に白質という部分があり，神経細胞とつながる神経線維が密集しています。1つの神経細胞とそれにつながる神経線維をニューロンと表現し，図2.2のようにニューロンどうしが接着している部分をシナプスといいます。このシナプスを介して，ほかの神経細胞に接続し，電気信号や神経伝達物質を介して情報を伝達します。

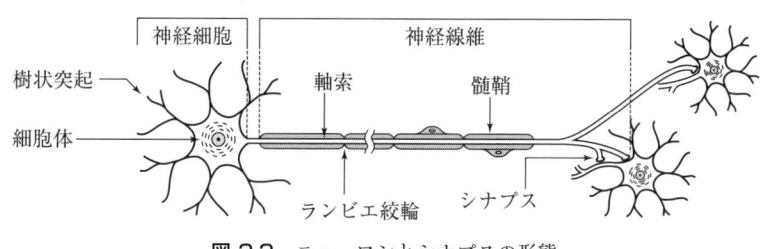

図 2.2　ニューロンとシナプスの形態

前述したように大脳皮質の神経細胞や脳幹にある神経核からは，神経線維を介して脊髄を経由して末梢神経系（体性神経と自律神経）につながり，各器官との情報交換や反応（反射）のやり取りが行われます。体性神経は，末梢から中枢に向かって刺激を伝える知覚神経と中枢から伝えられる運動神経があります。また自律神経系は各内臓に分布し，呼吸や循環，消化や吸収，反射，排泄，生殖，各種ホルモンの分泌といった調整を行っています。図2.3は体性神経と自律神経の神経伝達の様子を模式化したものです。このように私たちの身体は，システムの中枢である脳の働きによって，生命を維持する機能をはじめとした生体内部のバランスが図られています。

第 2 章　身体の働きを知る

体性神経系

末梢神経系（遠心性）　中枢神経系　末梢神経系（求心性）
　　　　　　　　　　上位中枢

- 目筋, 鼓膜筋, 表情筋, 胸鎖乳突筋, 僧帽筋 ── 脳神経 ── 脳幹（終脳・中脳・延髄） ── 脳神経 ── 目, 耳, 顔面の皮膚
- 体幹, 四肢の骨格筋 ── 脊髄神経 ── 脊髄（C_1〜S_5） ── 脊髄神経 ── 体幹, 四肢の皮膚, 深部領域

自律神経系

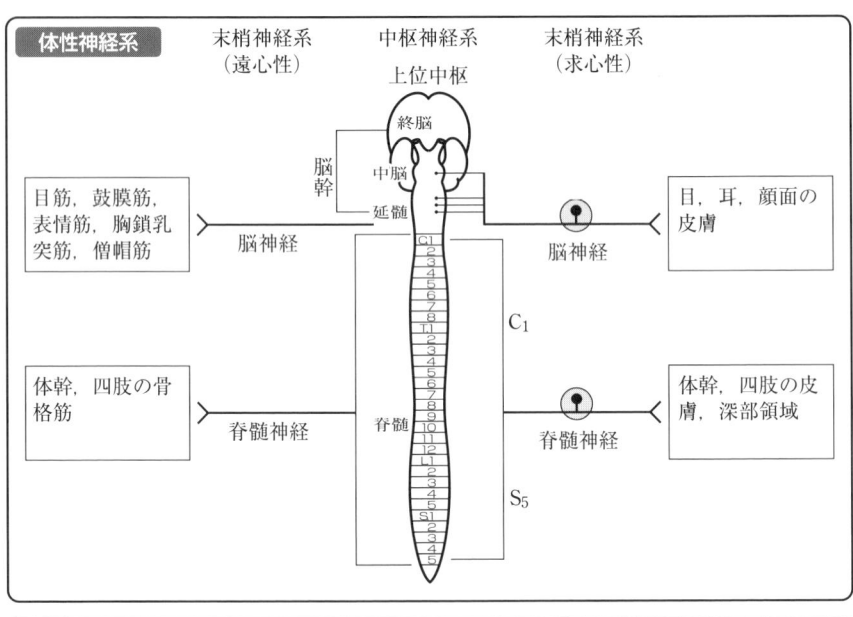

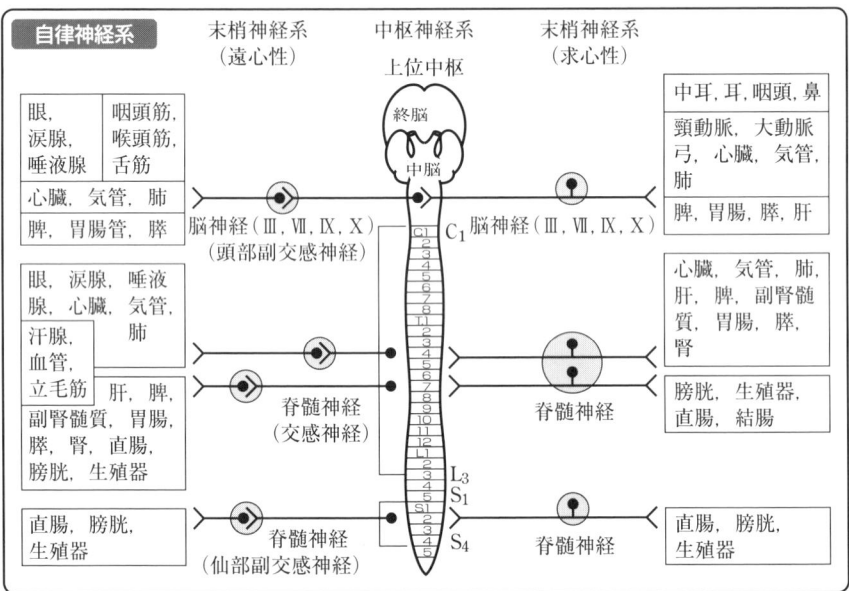

末梢神経系（遠心性）　中枢神経系　末梢神経系（求心性）
　　　　　　　　　　上位中枢

- 眼, 涙腺, 唾液腺／咽頭筋, 喉頭筋, 舌筋／心臓, 気管, 肺／脾, 胃腸管, 膵 ── 脳神経（Ⅲ, Ⅶ, Ⅸ, Ⅹ）（頭部副交感神経） ── 終脳・中脳 ── 脳神経（Ⅲ, Ⅶ, Ⅸ, Ⅹ） ── 中耳, 耳, 咽頭, 鼻／頸動脈, 大動脈弓, 心臓, 気管, 肺／脾, 胃腸, 膵, 肝
- 眼, 涙腺, 唾液腺, 心臓, 気管, 肺, 汗腺, 血管, 立毛筋, 肝, 脾, 副腎髄質, 胃腸, 膵, 腎, 直腸, 膀胱, 生殖器 ── 脊髄神経（交感神経） ── 脊髄（C_1〜L_3） ── 脊髄神経 ── 心臓, 気管, 肺, 肝, 脾, 副腎髄質, 胃腸, 膵, 腎／膀胱, 生殖器, 直腸, 結腸
- 直腸, 膀胱, 生殖器 ── 脊髄神経（仙部副交感神経） ── S_1〜S_4 ── 脊髄神経 ── 直腸, 膀胱, 生殖器

図 2.3　体性神経と自律神経の神経伝達の様子

(2) 生体情報の取り込みとその反応

　私たちは外界からの各種情報を取り込みますが，それを受容するのは身体の特定な感覚器官で行われています。一般的に表2.1のように分類されています。

　特殊感覚には視覚・聴覚・嗅覚・味覚・平衡覚があり，それぞれに目，耳（有毛細胞），嗅粘膜，味蕾，耳（半規管など）を受容器として刺激を受け取ります。また，皮膚感覚と深部感覚を合わせて体性感覚といい，皮膚感覚は皮膚を介する温度，痛み，触れる・圧される感覚を受容し，深部感覚は関節，筋肉や腱から刺激を受け取ります。身体内部の環境変化を受容する内臓感覚は自律神経が支配し，血圧，酸素，二酸化炭素の分圧や血糖値から情報を受け取ります。このように各感覚器から得た情報は脳で認知され，生体にさまざまな反応や対処反応を引き起こします。

表2.1　感覚の分類

感覚の分類			感覚の種類	感覚器（受容体）
	特殊感覚		視 聴 嗅 味 平衡	目 耳 嗅粘膜 味蕾 耳（半規管と卵形嚢，球形嚢）
一般感覚	体性感覚	皮膚感覚	触－圧 温 冷 痛	パチニ小体，マイスネル小体 （自由神経終末） （自由神経終末） （自由神経終末）
		深部感覚	関節の位置と運動 筋の伸張 筋の張力	関節包のルフィニ小体 筋紡錘 ゴルジ腱器官
	内臓感覚		血圧 肺胞の膨満 血液 CO_2 分圧 血液 O_2 分圧 血液浸透圧 血糖値	頸動脈洞や大動脈弓の圧受容器 肺胞壁 頸動脈小体，大動脈小体などの化学受容器 延髄吸息中枢神経 視床下部神経 膵 β 細胞，視床下部神経

2.2 身体を動かすメカニズム

　看護や介護場面では，衣服を脱がせるときにも，相手の姿勢，腕の動きや体格を考慮して，どのように身体を動かしたらいいかを考えます。これは身体の動きに合わせた衣服の脱がせ方を工夫するためにも重要ですし，介助者の動作効率を考えるうえでも意味があります。そこで，人の身体の動きを理解するために必要な基礎知識として，健常者の関節可動域と人体寸法，筋活動や姿勢の調節について説明します。

(1) 関節可動域（ROM：range of motion）

　身体の骨を2つあるいはそれ以上の骨を連結して動かす部分に関節があります。図2.4のように両骨の関節面は関節包という結合織性の膜で連結され，その内側には関節運動を円滑にする関節液を生産する滑膜が存在します。身体各部の関節の動く範囲を知る指標として，図2.5に正常な関節可動域を示します。文章中のカッコ内に表示された角度は，日本整形外科学会や日本リハビリテーション医学会による関節可動範囲を示します。

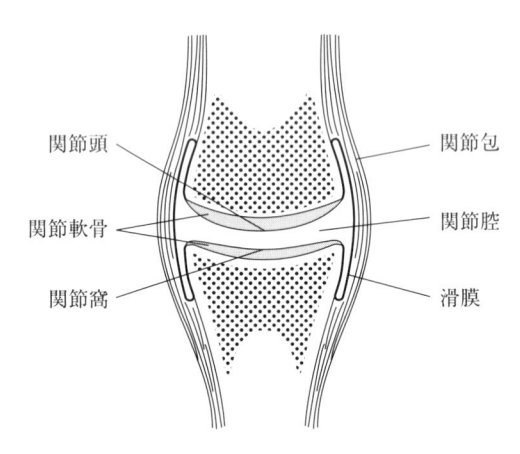

図 2.4　関節の基本的構造

a. 頸部

座位姿勢で，肩峰（肩甲骨の外端部）の位置が床面に対し垂直になる姿勢をとり，頭部を前・後方向に曲げる前屈（60°）と後屈（50°），左・右方向に回す左・右回旋（各60°），左右の側方に曲げるのが側屈（各50°）です。

b. 肩部

両肩の肩峰を結ぶ線から肩を前方に動かすのは屈曲（20°），後方に動かすのが伸展（20°）です。また肩を上げる動きが挙上（20°），下方に下げる動きが引き下げ（10°）です。

両肩の肩峰を結ぶ線が床面に対し垂直となる姿勢を取り，上腕を前方に挙上するのは屈曲（180°），後方に挙上するのが伸展（50°）です。また，上腕を側方に挙上するのは外転（180°），元に戻るのが内転（0°）です。

上腕を体幹に接した姿勢で，肘関節を前方90°に屈曲したポジションを0°として，外側への移動が外旋（60°），内側への移動が内旋（80°）です。上腕を肩関節に90°外転した位置から前方に移動する水平屈曲（135°），後方に移動するのが水平伸展（30°）です。

c. 肘・前腕部

上腕を体幹に接した姿勢で，肘を真っ直ぐに伸ばした状態から，肘関節を前方に挙上するのは屈曲（145°），後方に挙上するのが伸展（5°）です。この場合，前腕は手掌が体幹を向いている姿勢で行います。

手指を伸展して肘を90°に曲げた状態から，手掌面が内側を向き床に垂直な状態0°から，天井に向けて手の平を返すのが回外（90°），手の平を伏せるのが回内（90°）です。

d. 手部

手首を手掌側に曲げるのを掌屈（90°），手の甲側に伸展するのを背屈（70°）です。また，親指側に曲げる運動を橈屈（25°），小指側に曲げる運動が尺屈（55°）です。

e. 手指

親指は，橈側方向（橈骨側）に60°，掌側方向に90°の範囲に可動します。親

第 2 章　身体の働きを知る

部位名	運動方向		参考可動域角度
頸部	屈曲(前屈)		60
	伸展(後屈)		50
	回旋	左回旋	60
		右回旋	60
	側屈	左側屈	50
		右側屈	50
肩甲帯	屈曲		20
	伸展		20
	挙上		20
	引き下げ		10
肩	屈曲（前方挙上）		180
	伸展（後方挙上）		50
	外転（側方挙上）		180
	内転		0
	外旋		60
	内旋		80
	水平屈曲		135
	水平伸展		30

部位名	運動方向	参考可動域角度
肘	屈曲	145
	伸展	5
前腕	回内	90
	回外	90
手	屈曲（掌屈）	90
	伸展（背屈）	70
	橈屈	25
	尺屈	55
母指	橈側外転	60
	尺側内転	0
	掌側外転	90
	掌側内転	0
	屈曲（MP）	60
	伸展（MP）	10
	屈曲（IP）	80
	伸展（IP）	10
指（続く）	屈曲（MP）	90
	伸展（MP）	45
	屈曲（PIP）	100
	伸展（PIP）	0

図 2.5（1）　関節可動域

2.2 身体を動かすメカニズム

部位名	運動方向	参考可動域角度
指(続き)	屈曲（DIP）	80 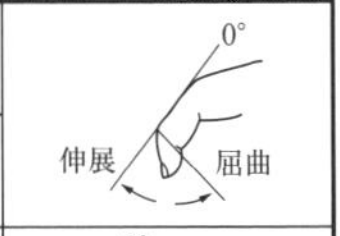
	伸展（DIP）	0
	屈曲（PIP）	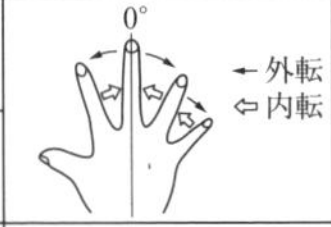
	伸展（PIP）	
	屈曲（DIP）	50 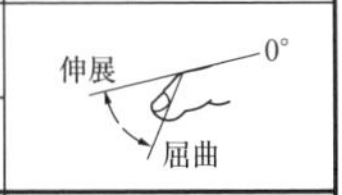
	伸展（DIP）	0
胸腰部	屈曲(前屈)	45 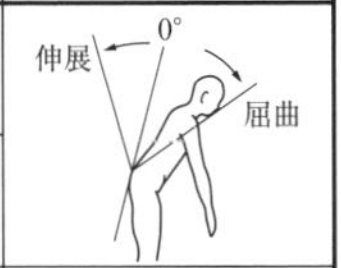
	伸展(後屈)	30
	回旋	左回旋 40 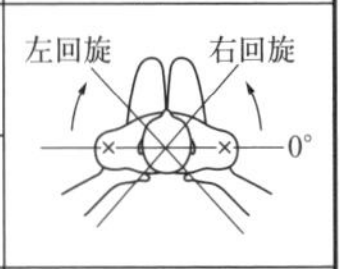
		右回旋 40
	側屈	左側屈 50 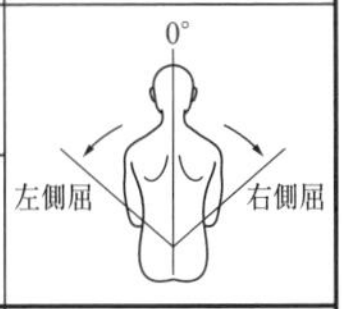
		右側屈 50
股	屈曲	125 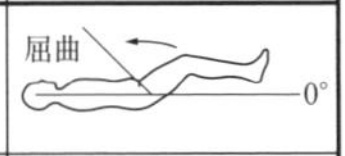
	伸展	15 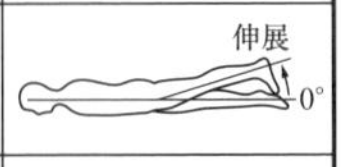
	外転	45 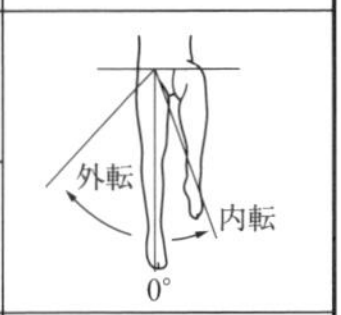
	内転	20
	外旋	45 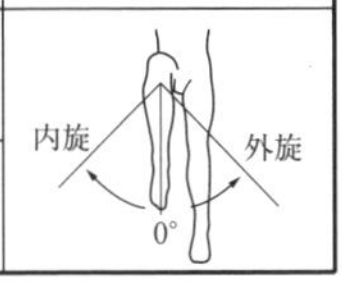
	内旋	45

部位名	運動方向	参考可動域角度
膝	屈曲	130 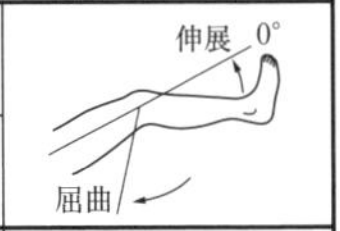
	伸展	0
足	屈曲(底屈)	45 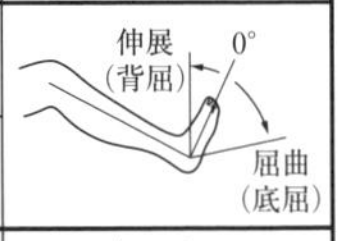
	伸展(背屈)	20
足部	外がえし	60 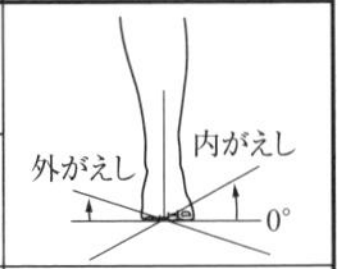
	内がえし	10
	外転	10 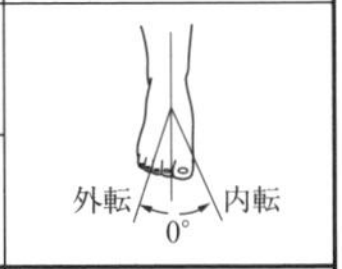
	内転	20
母指(趾)	屈曲（MP）	35 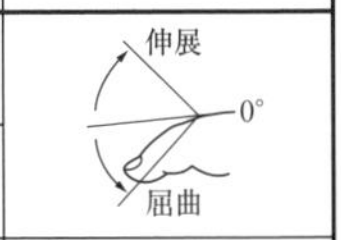
	伸展（MP）	60
	屈曲（IP）	60 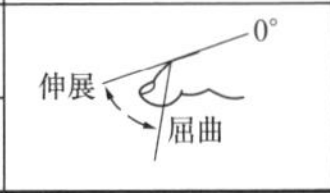
	伸展（IP）	0
足指	屈曲（MP）	35 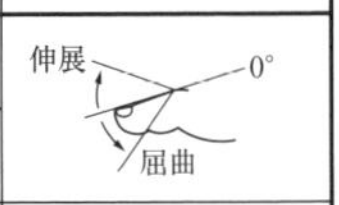
	伸展（MP）	40
	屈曲（PIP）	35 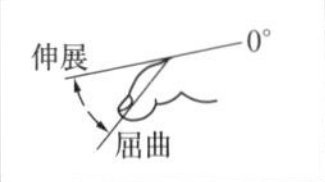
	伸展（PIP）	0

[日本整形外科学会・日本リハビリテーション医学会による関節可動域を示している。]

中村隆一，齋藤宏：基礎運動学 第5版，
医歯薬出版，466-471，2000

[一部改変]

図 2.5 (2) 関節可動域

65

指の中指骨，基節骨，第2〜5指の中指骨と基節骨については，図2.5を参照してください。

f. 胸部・腰部

立位あるいは坐位姿勢となり，第1胸椎棘突起と第5腰椎棘突起を結ぶ線を基準に，お辞儀する要領で腰を屈曲するのは前屈（45°），後方に伸展する後屈が（30°）です。

坐位姿勢となり，両肩の肩峰を結ぶ線で左肩を前方にまわすのは左回旋（40°），右肩を前方に回すのが右回旋（40°）です。

ヤコビー線（両側腸骨稜を結ぶ線）の中点に立てた垂直線を基準として，左右それぞれの側方に屈曲するのを左側屈（50°）右側屈（50°）といいます。

g. 股関節

体幹と平行に太腿を前方に挙上することは屈曲（膝を屈曲姿勢の場合は125°，膝を伸展の場合は90°），後方に伸ばすことが伸展（15°）です。

仰臥位（背臥位）の姿勢で，大腿中央線（左右の上前腸骨棘を結ぶ線と垂直な膝蓋骨中心を結ぶ線）を軸として外側に回すことは外旋（45°），内側に回すことが内旋（45°）です。また，下腿中央線（膝蓋骨中心〜足関節 or 内果 or 外果を結ぶ線）から，外側に移動するのは外転（45°），内側に移動するのが内転（20°）です。

h. 膝関節

股関節を曲げた姿勢で，膝を真っ直ぐに伸ばした状態から，膝を後方に曲げるのが屈曲（130°）で，伸展は0°です。

i. 足部

膝を曲げた姿勢で，腓骨と足部が直角になる位置を0°とし，足の甲側に伸展するのは背屈（20°），足底方向に屈曲するのが底屈（45°）です。基本姿勢から足裏を外側に向けることが外返し（20°），内側に向けることを内返し（30°）と言います。

第1と第2の中足骨間の線に対し，小指側への移動は外転（10°），親指側への移動が内転（20°）です。

j. 足指

足指は，足の甲側への動きを伸展，足底方向への動きが屈曲です。親指の中足骨の屈曲は 35°，伸展は 60°です。基節骨の屈曲は 60°，伸展が 0°です。第 2～5 指の中足骨と基節骨については，図 2.5 を参照してください。

(2) 日本人の人体寸法

テーブルに置かれたコップの水を飲む場合，コップと自分との距離，腕の届く長さ，コップの重量やコップに注がれている水の量を目測することで動作をスムーズに行っています。介助動作を行う際も同様で，相手の身体と自分の位置関係，相手の姿勢や身体の大きさなどを目測しています。そこで，一般的な身体の寸法を数値で知っておくことは介助を行う上では役立つと思います。1997～1998 年

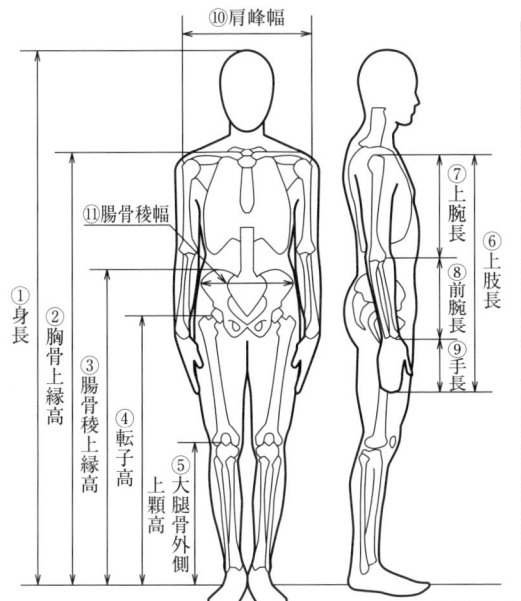

部位	女性 青年(n=107)	女性 高齢(n=50)	男性 青年(n=110)	男性 高齢(n=51)
年齢〔歳〕	20	66	20	69
体重〔kg〕	53	56	59	61
①身長	158	149	170	160
②胸骨上縁高	128	120	137	129
③腸骨稜上縁高	94	88	100	93
④転子高	80	74	86	80
⑤大腿骨外側上顆高	43	40	47	44
⑥上肢長	67	63	73	69
⑦上腕長	28	26	31	28
⑧前腕長	22	20	24	23
⑨手長	18	18	19	19
⑩肩峰幅	36	35	40	38
⑪腸骨稜幅	28	29	27	28

(単位：cm)

河内まき子，持丸正明，岩澤洋，三谷誠二
「日本人体寸法データベース1997-98」通商産業省工業技術院くらしとJISセンター，2000
［一部改変］

図 2.6　日本人の人体寸法（50パーセンタイル値）

に調査された日本人の身体寸法データをもとに，日本人の青年男女の身体寸法と高齢男女の寸法を図2.6にそれぞれ示します。

(3) 筋活動の仕組みと運動

　私たちの身体は，体重の40～50%を筋肉が占めており，その種類には骨格筋，心筋，平滑筋があります。手足を動かす，物をつまむなど随意的な運動に関与しているのは，体性神経の支配を受ける骨格筋です。心臓の心筋，血管や消化管などの平滑筋は自律神経系の支配を受けています。

　筋肉は収縮することで身体のさまざまな部分を動かすことができますが，通常，複数の筋肉が筋群として働いています。関節を曲げることを屈曲（屈筋），伸ばすことを伸展（伸筋）と表現し，筋肉には屈筋と伸筋という拮抗する作用があり，この作用が同時に起こることで，ある特定の運動や動作を行っています。

　ここで注目したいことは，筋活動には男女間での差が生じやすいということです。起き上がる動作の補助に片手で吊り輪（モンキーポール）をつかんだ研究報告[3]によると，起き上がり動作時における最大腕部発揮量は体重の約20%が必要でした。その動作時の上腕二頭筋の活動量（%MVC）に性差はみられませんが，腹直筋の活動量（%MVC）の比較では，図2.7のように男性が45%前後であったのに対し，女性は60%前後の腹直筋を発揮していました。女性は，上腕の筋

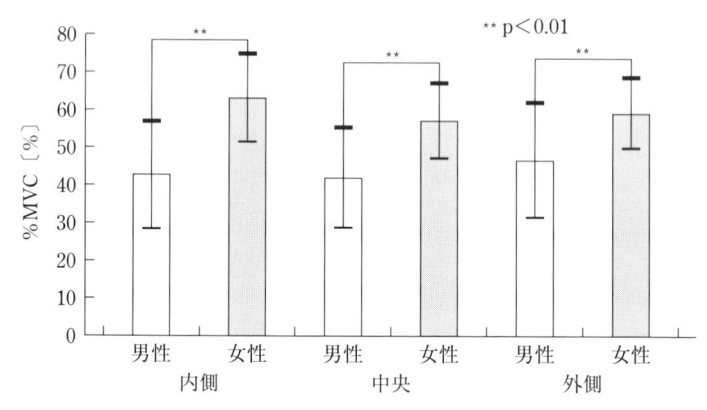

図 2.7　腹直筋%MVCの性別比較（モンキーポールの設置位置）

力だけでなく，腹直筋の筋力を大いに発揮していたのです。女性は男性に比べて，筋力を必要とする作業は負担が大きくなりやすいといえます。女性の場合，介助者であっても，介助を受ける側であっても，動作時間の短縮化や人手を増やすこと，器械による補助を行うなど，作業の限界を理解したケア方法を検討する必要があります。

(4) 平衡覚と姿勢の調整

姿勢のコントロールは，からだの位置変化や動作速度に反応して，身体の動きを調整し，常に平衡バランスをとっています。ここでは姿勢の調整を行う仕組みについて説明します。

姿勢の状況は，筋肉・腱・関節などの知覚受容器で感知します。また内耳にある前庭の卵形嚢と球形嚢では，位置の変化や水平と垂直の直線化速度を知り，半規管ではからだの傾斜方向や回転の強さとその速度を把握します。そして両眼球によって焦点を合わせて距離を測定しています。これらの情報は，小脳や大脳皮質へと伝わり，位置関係を判断し，必要に応じてからだの動きを調整しています（図2.8）。

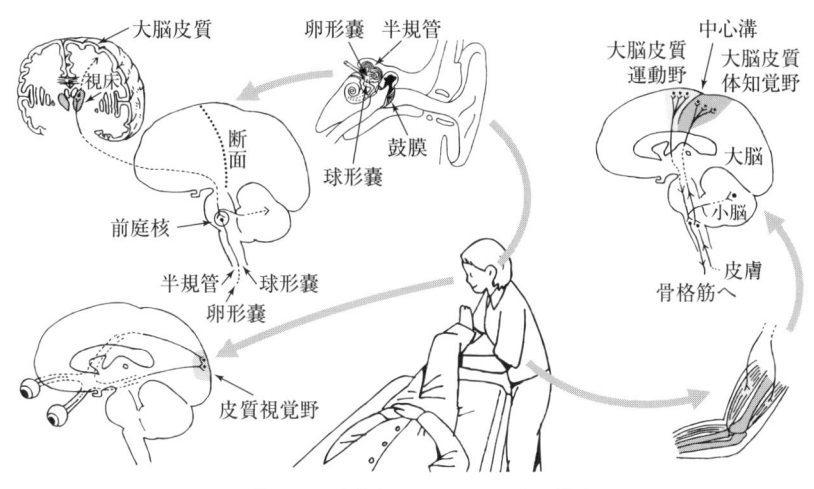

図 2.8　姿勢をコントロールする働き

姿勢を保つというからだの平衡を調節するのは，内耳の前庭感覚，視覚，深部感覚の調和であり，小脳においては，大脳皮質の運動領野や内耳にある平衡器官と連絡して運動調整や平衡感覚をつかさどる働きが行われます。

2.3 負担のとらえ方

皆さんが身体に「負担」を感じるのはどのようなときでしょうか。重いものを持ったり，長時間立っていたり，何らかの負荷の重さが大きいときや時間が長いときに「負担」を感じるのではないでしょうか。一方，同じような重さのものを運んでも，楽々と作業をこなし，負担感を意識することなく夢中でやるときと，重くつらい仕事に感じるときがあると思います。つまり「負担」には，身体が影響を受ける負荷の要素と，負荷に対する認識という要素があるのです。

そして，「負担」に対して人はどのように反応するでしょうか。行っている作業がいつもよりも1.5倍，2倍の重さや長さ，量を扱うことを想像してみてください。

息が切れたり，心臓がドキドキしたり，筋肉がこわばったりすることもあるでしょう。また，肩や腰が痛くなったり，疲労感が強く休みたいと感じることもあります。あるいは，自分で疲労感や休みたいと意識はしていないのに，作業をしている様子が変化してきて，作業能率が落ち，ミスが増えたり一つの作業により長い時間がかかるようになることもあります。「負担」に対して人がこのように

表2.2　負担・疲労の計測・評価方法

生理的反応 身体機能	心拍数（心電図，脈派），心拍間隔動揺分析，自律神経機能検査，血圧（収縮期，拡張期，脈圧），血流量，呼吸数，呼吸量，呼気中のO_2・CO_2濃度，エネルギー代謝量，体温，皮膚温，筋電図，筋出力，皮膚電流反射，脳波，眼球運動，フリッカー値，反応時間，視覚・聴覚・触覚機能検査（知覚域値・弁別域値・反応），尿性状検査，血液生化学検査，唾液検査
客観的観察 能率測定	観察記録（表情，態度，姿勢，動作軌跡），単位時間あたりの作業量，作業サイクル，作業強度，作業ミス
主観的調査	疲労感，疲労自覚症状，疲労部位，局所疲労感・筋痛

さまざまな反応を示すので，表 2.2 に示すような生理的な反応・身体機能の測定，主観的な調査，客観的な観察や能率の測定により負担をとらえ，評価することができるのです。

負担・疲労は身体にいろいろな反応・影響を及ぼすので，負担の計測・評価方法のとらえ方にもいろいろあるのです。負担の計測結果をみて判断するときには注意が必要です。1つ目は，測定結果には個人差が伴うということです。2つ目は負担が 1.5 倍，2 倍になっても測定結果が 1.5 倍，2 倍になるというように比例するとは限らないことです。このことを踏まえて負担のとらえ方のいくつかについて考えてみましょう。

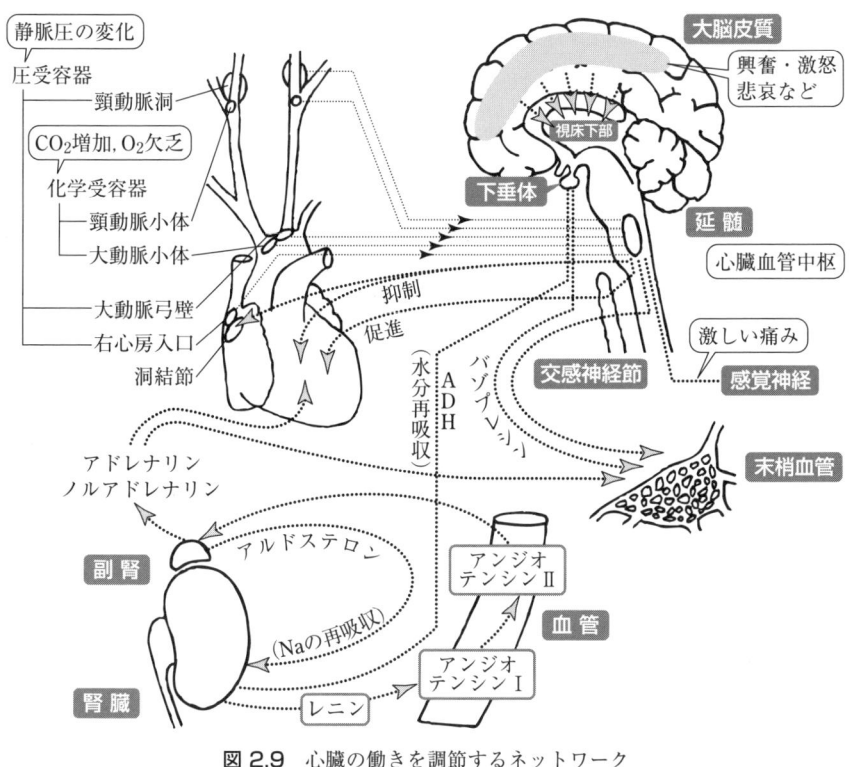

図 2.9　心臓の働きを調節するネットワーク

(1) 心機能への負担の反映

　短距離を思いきり走ったとき，長距離を走ったとき，あるいは階段をかけ上ったとき，呼吸が大きくなり心臓がドキドキしているのに気がつくことがあるでしょう。心臓は身体の状態変化にもっとも素早く適切に反応する器官の一つです。

　図2.9は心臓の働きを調整するネットワークを示します。身体の負担が増加すると細胞活動が増加します。そのため血中のO_2は消費され欠乏し，CO_2が増加します。このO_2，CO_2の変化は化学受容器である大動脈小体や頸動脈小体で感知されます。感知した結果は常に延髄の循環中枢に伝えられ，自律的・反射的に心拍数や血圧が変化しています。また，精神的影響は大脳皮質で起こり，視床下部を通って延髄の循環中枢に伝えられ心臓の動きに反映されます。

　つまり，心臓の働きの計測により，血中のO_2，CO_2の変化の反応が表れる作業姿勢や作業動作などの身体の負担を評価することができます。また，精神的影響でも反応が表れるので，精神的動揺・緊張度を評価することができます。心臓の動きは心電図や心拍数モニター，脈派モニター，自動血圧計などで，非侵襲的に連続計測することができるので，測定しやすい項目だといえます。

(2) 筋活動への負担の反映

　例えば，椅子に座り手を下におろした状態から，肘関節を曲げ，手を肩の高さまで屈曲してみましょう。このとき，肘の内側の筋肉（上腕二頭筋・上腕筋）が縮んで硬くなるのを外から触れることができます。筋肉内ではカルシウムイオン（Ca^{2+}）とカリウムイオン（K^+）の移動が起こり筋肉の収縮現象が起きるのです。イオンの移動は電気的な変動として観測することができます。これが筋電図です。

　非侵襲的な方法として，皮膚の表面に電極を貼り付けて筋電図をとるのが一般的な方法です。生理学分野で1個の細胞の興奮をとらえるためには，針電極やガラス電極を用いた侵襲的な筋電測定方法も用いられます。ここでは表面筋電図について述べます。

　身体に大きい負荷がかかると，その負荷に関わる筋細胞の数が増えるので，皮

負担：小

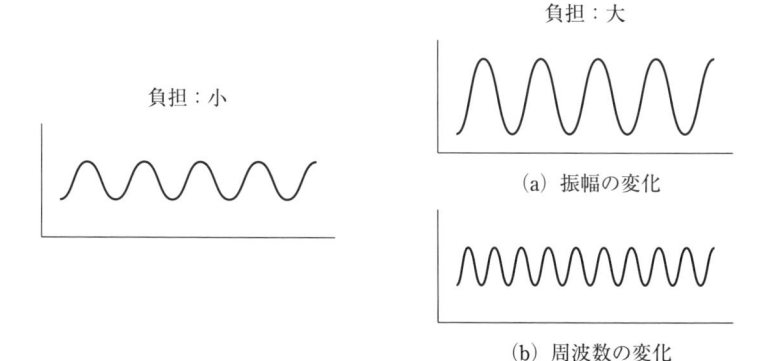

負担：大

(a) 振幅の変化

(b) 周波数の変化

図 2.10　負担が増したときの筋電図変化の模式図

膚表面からとらえられる筋電図の振幅は大きくなります。ですから筋電図の振幅により筋負担の大小を推定することができます。一方，筋肉は疲労してくると筋電図周波数の表れ方が緩慢になる傾向があるので，筋電図の周波数を分析した結果は筋肉疲労の指標となります。図 2.10 は負担が増したときの筋電図変化の模式図です。本当の筋電図は先がとがったスパイク状です。

　筋電図をとるときはいくつか注意する必要があります。1つ目は，筋肉の繊維数・太さなどは個人差が大きいので，ほかの人と比較するには注意が必要だということです。2つ目には，筋肉のもっとも収縮する部分から少しずれただけでも得られる筋電図はかなり違うということです。目標とする身体の動きをもっともよく表すことのできる筋電図測定位置を見つけ，同一部位で測定を行うように注意しなければなりません。3つ目には，身体表面から計測される電位は非常に小さいので，電極を皮膚にしっかり密着させ，浮いたりずれたりしないように注意が必要です。

(3) 疲労感への負担の反映

　長い時間ペンを持って文字を書いていると，利き腕の前腕や肩，項部（いわゆるうなじ）が重く痛くなってきます。あるいは，パソコンで長時間作業をした後で，肩が重く痛くなり，目の奥に疲労を自覚することがあるのではないでしょ

第2章 身体の働きを知る

か。このように，どこが（部位），どのように（質），どれくらい（程度）変化したのかで表すことができます。図 2.11 に身体の部位の呼び方を示します。部位

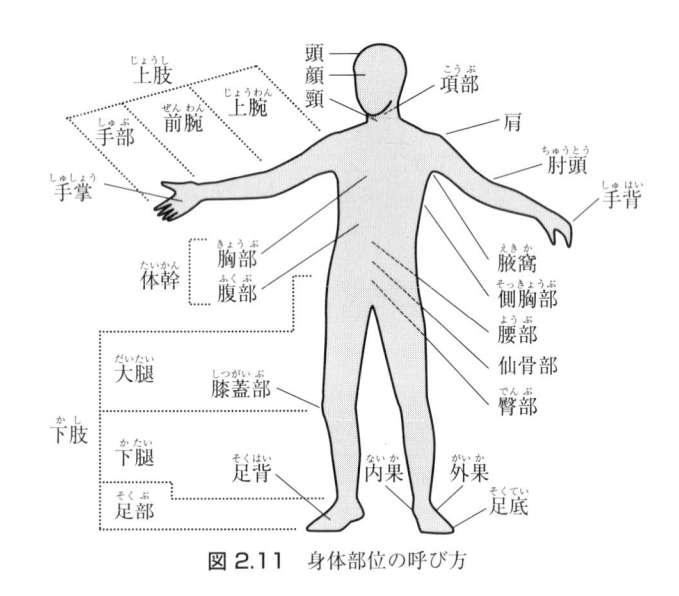

図 2.11　身体部位の呼び方

（身体部位図：上肢（上腕・前腕・手部），手掌，手背，頭，顔，頸，項部，肩，肘頭，腋窩，胸部，側胸部，腹部，体幹，腰部，仙骨部，臀部，大腿，膝蓋部，下腿，下肢，足背，内果，外果，足底，足部）

表 2.3　疲労自覚症状調査票（日本産業衛生学会産業疲労研究会）

自覚症状しらべ

（日本産業衛生学会産業疲労研究会撰）

なまえ＿＿＿＿＿

＿＿＿年＿＿＿月＿＿＿日午前・午後＿＿＿時＿＿＿分記入　　　今日の勤務＿＿＿＿＿

今のあなたの状態について，おききします。

つぎのようなことが　あったら　○　ない場合には　×　のいずれかを，□のなかに必ずつけて下さい。

I			II			III		
1	頭がおもい		11	考えがまとまらない		21	頭がいたい	
2	全身がだるい		12	話をするのがいやになる		22	肩がこる	
3	足がだるい		13	いらいらする		23	腰がいたい	
4	あくびがでる		14	気がちる		24	いき苦しい	

林，小木，中村，矢頭，行待「人間工学　改訂版」日本規格協会，1987

を特定し表現できる負担・疲労は，局所疲労感です。これに対し，全身的な疲労感は表2.3に示すような，疲労自覚症状調査票などによって測定することができます。

疲労自覚調査票は，疲労により身体は「ねむけとだるさ」を感じ，「注意集中の困難」が起こり，「身体違和感」が発生するのをそれぞれ，Ⅰ・Ⅱ・Ⅲ群の各10項目の質問でとらえようとするものです。この調査表は，自覚症状の有無を○や×で回答してもらうほかにも，その強さの程度を5段階，7段階，9段階などで回答するように設定して使うこともできます。

主観調査は一人ひとり回答の傾向が違うので，違う集団の違う作業負担を比較するには適していません。同じ集団での作業前後の比較や，異なる環境設定で同一作業を行った場合の比較などに適しています。

2.4　年齢と人間の特性・能力（発達過程における動きの特徴）

(1) 乳児の特徴

人間の子どもは生まれたときは仰臥(ぎょうが)しているだけで，母親がいなければなすすべがなく，かわいいやらせつないやらの生き物です。しかし生後3〜4ヶ月で首がすわると，自分の力で頭を持ち上げ，周囲を見回します。腹ばいにすると，肘や手で自身の体を支え，頭を上げてニッコリ笑います。そのうちに寝返りを打ちます。これが自力で身体を移動する始まりです。そしてハイハイを始め，高らかに笑い，お座り，つかまり立ち，つたい歩きと，人生の最初の一年間でつぎつぎと移動運動スキルを獲得していき，ついには図2.12のように2足の姿勢で懸

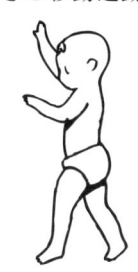

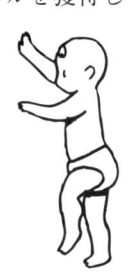

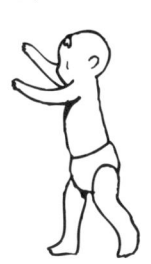

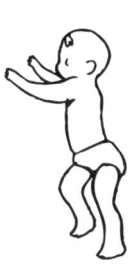

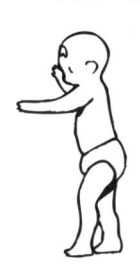

図2.12　子どもの歩きはじめの様子

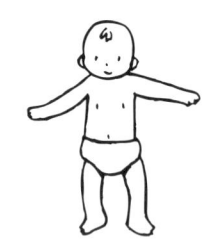

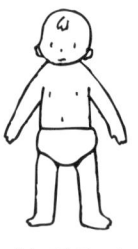

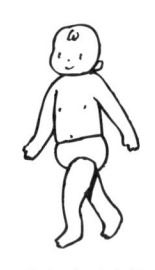

第2章　身体の働きを知る

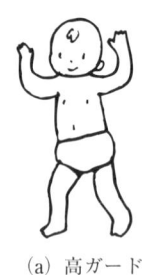

(a) 高ガード　　(b) 中ガード　　(c) 低ガード　　(d) 交互歩行

図 2.13　歩行における発達の様子

命にバランスをとるように歩く姿が見られるようになります。このような歩きはじめの時期は，図 2.13 のような歩隔（脚の左右への開き）が広く，両上肢は万歳に近い高ガード歩行や中ガード歩行をして，見るものの心を和ませます。ところが重心が不安定なのでたちまち尻もちをついて親をあわてさせます。

　乳児期の子どもは全体的に運動が未成熟であるのに加え，生体力学的には直立歩行には適しておらず，頭部の大きさが身長比に占める割合が大きく，小さくて弱い手足と狭い肩を持ち，関節の動きの制限もあります。これらバランスがとりにくい体型，協調的制御機能の未熟さから，立位から足を一歩踏み出すとすぐさま重心がさまよいます。そのために腕の長さを使ってなんとかバランスをとっているようです。しかし，生後 18 ヶ月までには，二足歩行が容易になるように胴体と手足は頭より速く発達し，脚は胴体と比べてより長くなります。さらに歩行経験を積み，筋繊維の構造が変化して片足支持の力がついてくるとバランスも安定し，次第に手は下がり，脚の左右への開きも狭くなり，腕を交互に振ったリズミカルな歩行ができるようになります。

　日本で，ロボットが 2 足で歩いたのは 1973 年だそうです。そのころから比べると，ロボットの動きは目覚しく進化し，このごろのロボットは，転んでも自分で立ち上がったり，バク転をするものまであります。ロボットのこの動きはヒトの動きの解析から始まっています。歩きはじめの 1 歳前後の子どもの歩き方を解析すると，足の着地がつま先側から始まっています。つま先が地面に触らないためには，膝を高く上げなければなりません。膝を高く上げると，片足に全体重が

かかる時間が長くなります。筋力も弱く，頭が大きな子どもは，そのときにころびやすい状態となります。そこで子どもは，おしりからすとんと転ばないために腕を広げて重心を移動させるというすばらしい協調運動をして前進運動をするわけです。これだけ見ても人体は優秀な制御システムを持っているといえます。

(2) 高齢期の特徴

　子どもの例でもよくわかるように，ヒトが自分自身で動き回る能力は，独立して生きていくために不可欠なものであり，あらゆる世代の人間にとっても重要です。歩行は，空間における効率的な重心移動で，神経筋骨格系ほとんどすべての要素の協調的制御を必要とします。歩行は人間にとって基本的なものですが，ヒトは年をとると，歩行機能に影響を及ぼすような病的状態に陥りやすいだけではなく，加齢による歩行機能の変化が起こります。スピールベルグ（Spielberg, 1940）は加齢による歩行の変化を体系的に調べた最初の研究者だそうです。60〜72歳は，歩行速度の低下，歩幅の減少，歩調の低下，重心の上下動の減少，上肢と下肢の強調の不調が見られるそうです。72〜86歳は通常の腕と脚の協働作用は失われ，余計な働きが加わり，また86〜104歳ではリズミカルではないステップにより，歩行パターンがすぐ崩れるという典型が見られるそうです。簡単にいうと，高齢者の歩行パターンの特徴とされているのは，遅い速度，短い歩幅，ゆっくりとした歩調です。また歩行の姿勢としては，頭の垂直偏移，肩と肘の前後方向の回転，股関節，膝関節，足関節の前後方向の回転の動きの大きさが減少していることが示されています。そのほか結合組織は硬くなり，筋肉量，筋力，収縮性は衰え，反応時間は長くなり，視覚も衰えます。固有受容感覚が低下し，姿勢の振れは大きくなります。しかしこのような歩行障害が年齢だけによるものとする仮説は，まだ議論の余地のあるところともいわれています。これらの歩行障害が調べられたとき，器質的な疾患については調べられておらず，疾患と年齢双方に由来するものであるのかは明らかではありません。

　それでも一般的に高齢者の歩行速度が遅くなりがちなのは，下肢の弱くなった筋肉で歩行を持続させようと，歩幅を短くして歩行にかかるエネルギーを小さく

してしまうためです．足首や膝の関節の柔軟性低下も，歩幅を制限する要因と考えられます．

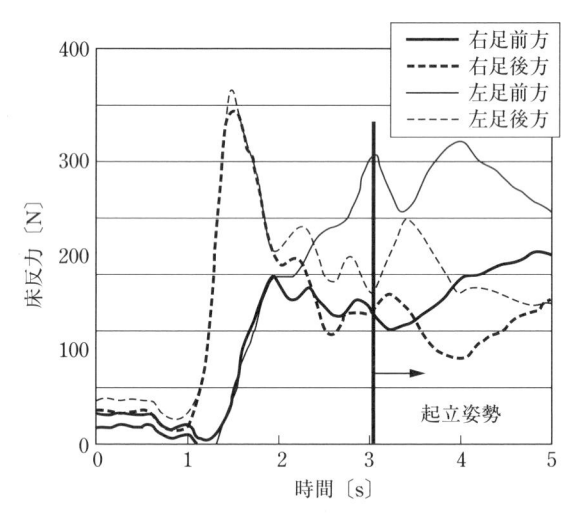

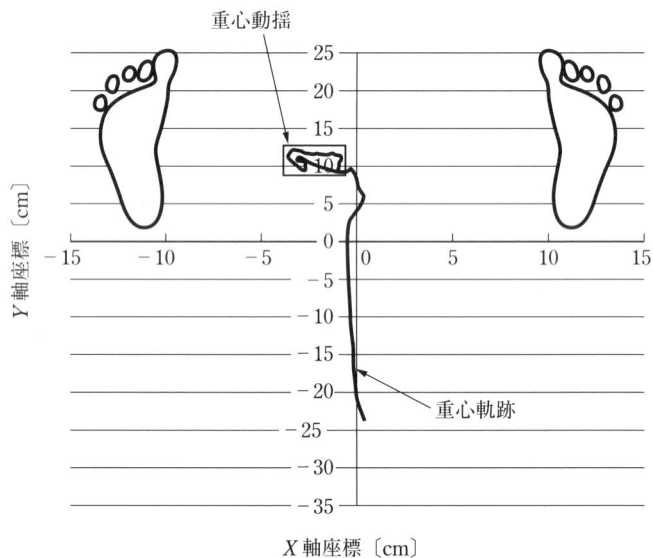

図 2.14 座位から立位への体位変換の床反力と重心軌跡（高齢者の場合）

2.4 年齢と人間の特性・能力（発達過程における動きの特徴）

　図 2.14 は，高齢者の立ち上がりの床反力と重心動揺の図です。図 2.15 の成人の床反力と重心動揺の図と比べてください。床反力は，45 cm の高さの椅子から

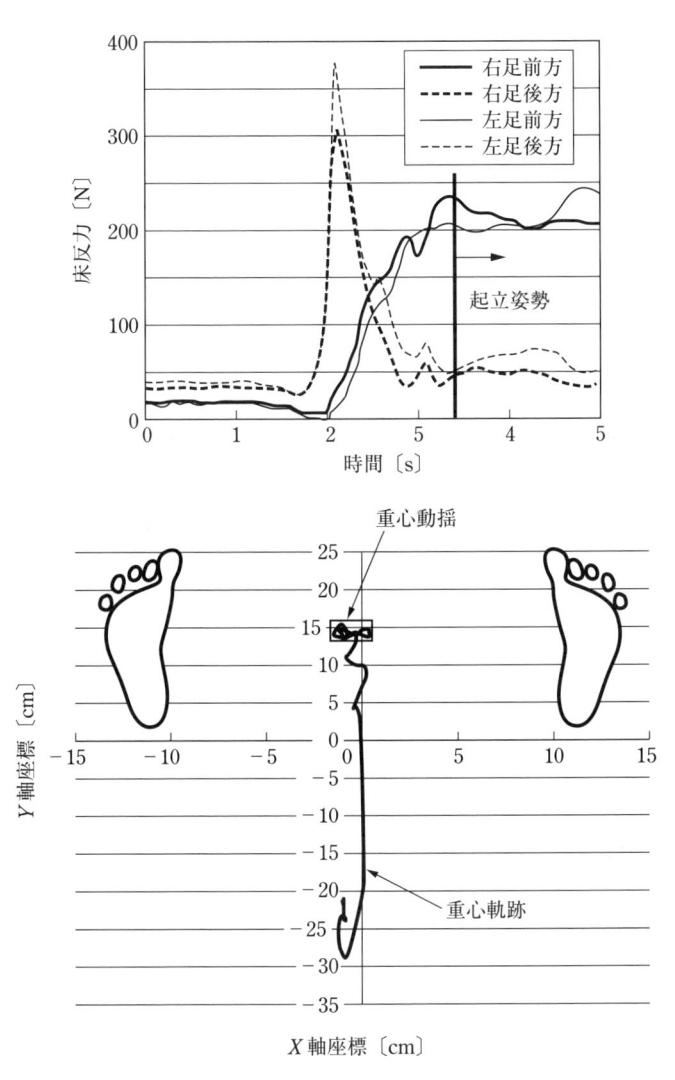

図 2.15 座位から立位への体位変換の床反力と重心軌跡（成年男子の場合）

両足底を床につけて立ち上がったときの，つま先とかかとが床を押す力をそれぞれ測定したものです。そのときの重心の揺れ具合を示したのが重心動揺です。両方の図を比較しますと，高齢者のほうは立ち上がったあと前後左右に揺れて，成人と比べて重心の面積が広いのがわかります。

両足での立位でもこのように重心が動揺しているのですから，歩行時には片足だけに体重がかかる瞬間に，例えば大きな爆発音，強い風圧，自転車の少年が目の前を横切ったというようなことがあれば，たちどころにバランスを崩し，転倒に至るというのは容易に想像がつきます。

a. 巧緻動作

子どもが，丸くなった団子虫を利き手でつまんで反対の手に握りこむという動作は何歳くらいからできるのでしょうか。9ヶ月ごろからボーロのようなお菓子はぎこちなく指でつまんで口に運ぶことができますが，団子虫に興味を持っても，触るとしゅっと丸くなる団子虫をつまむという動作を習得するまでには時間がかかり，それは歩行獲得よりずっと遅れてからの獲得です。

そして，高齢期になると，このものをつかむという動作がだんだん衰えてくるのがわかっています。まず，団子虫には興味がなくなります（あたりまえ）。しかも白内障や老眼を呈して，うす暗く，湿ったところにいる団子虫はよく見えません。関節が固くなり，指先の力も衰えて，皮膚表面の皮脂成分も減少していますから，表面がつるつるした団子虫をスムーズにつかむことができなくなります。

つぎの実験は，痛み止めや痔用剤などに使う坐剤の擬似肛門への挿入の時間や力を測ったものです。図 2.16 は若年者が挿入しはじめから挿入終了までの，擬似肛門壁にかかる力をグラフで表したものです。波形が山型に出ています。挿入時間も短く，さっと挿入しています。一方，図 2.17 は高齢者の波形です。肛門壁を弱い力で押してなかなか奥に入らない様子がわかります。波形には出ていませんが，坐剤を持って，持ちやすい位置決めまでの時間も長く，そして測定開始の挿入しはじめからの力も弱いので，ぎざぎざとした曲線になっています。高齢者の中にはつかむ力も弱く，皮膚感覚も低下しているためか，実験中に指から取り落とす方もいました。このように指先の巧緻動作は衰えますが，指先の巧緻

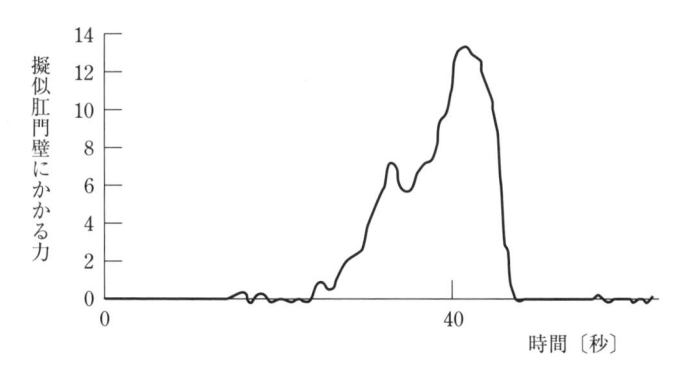

図2.16　若年者の挿入の特徴的な波形

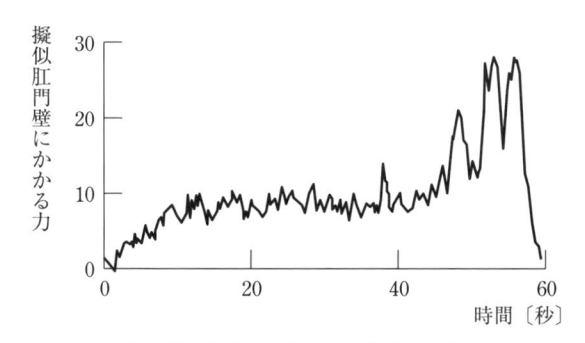

図2.17　高齢者の挿入の特徴的な波形

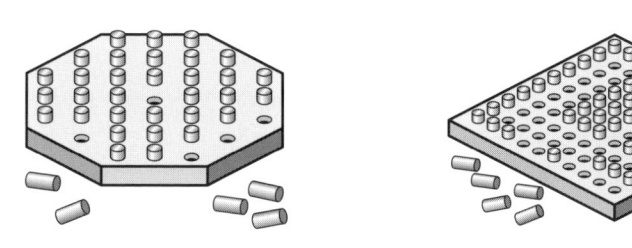

図2.18　ペグボード

性を見るために考案された図 2.18 のようなペグボードを使った検査でもいえるようです．すなわち単位時間内の遂行数は加齢とともにほぼ直線的に低下し，20 代を 100% とすると，70 代は 40% にまで低下するといわれています．

b. 個人差

　子どもが歩けるようになるまでには個人差があります。普通は1歳6ヶ月までに歩行を獲得しますが，早い子は8ヶ月でもつかまることなく，ヨチヨチと歩きます。高齢者ではもっとその差は大きいと思います。先ほど，高齢者の歩行はゆっくりと書きましたが，実は実験室での歩行の速度研究はむずかしいのです。というのも，歩行というのはあくまでも，目的があっての移動です。尿意を抱えてのトイレ歩行と，ゆったりとした気持ちのウインドーショッピングの場合の歩行では，その速度はおのずと異なります。ですから90歳でも，何かの開始時間に間に合わないとなれば，孫世代と並んで大股で，さっさと歩くことでしょう。先ほどの坐剤の挿入実験も，全体的には高齢者のほうが挿入時間が長く（遅く），挿入力も弱いという結果が出ましたが，高齢者のほうが若者より慎重なだけかもしれません。さらに若者でもだらだらの曲線を示す者もいましたし，高齢者でもスマートな曲線を示す方もいました。このようにヒトは個体によって非常に個人差が大きいものなのです。

[参考文献]

1）日本整形外科学会・日本リハビリテーション医学会『日本整形外科学会誌』1994，68（9）
2）河内まき子，持丸正明，岩澤洋，三谷誠二『日本人人体寸法データベース1997-98』通商産業省工業技術院くらしとJISセンター，2000
3）毛利奈緒美，池田健輔，小川鑛一，鈴木玲子「片手補助を用いたモンキーポールでの起き上がり動作について」『日本人間工学会・関東支部33回大会　卒業研究発表会講演集』，2003
4）加藤象二郎，大久保堯夫編著『初学者のための生体機能の計り方』日本出版サービス，1999
5）霜田幸雄，城座映明『シリーズ看護の基礎科学　からだのしくみ：生理学・分子生物学Ⅰ』日本看護協会，1999
6）中野昭一編集『〈普及版〉図説・からだの仕組みと働き—生理・生化学・栄養』医歯薬出版，1994

7) 中野昭一編集『〈普及版〉図説・運動の仕組みと応用──運動・生理・生化学・栄養』医歯薬出版，1996
8) 高久久麿監修『診察診断学』医学書院，1998
9) 小川鑛一『看護動作を助ける基礎人間工学』東京電機大学出版局，1999
10) 林喜男，小木和孝，中村昇太郎，矢頭攸介，行待武生『人間工学　改訂版』日本規格協会，1987
11) 浅居喜代治，石桁正士，大久保堯夫，斉藤良夫，田中英夫，長町三生，納谷嘉信，難波精一郎，林善男，堀野定雄，谷島一嘉，弓削治『現代人間工学概論』オーム社，1980
12) 堺章『新訂　目でみるからだのメカニズム』医学書院，2000
13) 林喜男，小木和孝，中村昇太郎，矢頭攸介，行待武生『人間工学　改訂版』日本規格協会，1987
14) 矢部京之助監訳『姿勢と歩行の発達』大修館書店，1996
15) 「老化に伴う機能と検査，検査値の特徴」，『折茂肇編「図説臨床老年医学講座−2巻」』メジカルビュー社

章末問題

2-1　身体の情報をつかさどるシステムについて，空欄にあてはまる語句を入れなさい。

(1) 情報処理のコントロールには中枢神経といわれる（　ⓐ　）と（　ⓑ　）が働いている。

(2) 大脳半球の大脳皮質には（　ⓒ　）が存在し，大脳皮質の内側の白質部分には，神経細胞とつながる（　ⓓ　）が密集している。

(3) 体性神経は，末梢から中枢に向かって刺激を伝える（　ⓔ　）と中枢から伝えられる（　ⓕ　）がある。また（　ⓖ　）は，各内臓に分布し，呼吸や循環，消化や吸収，反射，排泄，生殖，各種ホルモンの分泌といった調整を行う。

(4) 神経による情報の伝達は，神経細胞と神経線維の（　ⓗ　）という

第2章 身体の働きを知る

単位がお互いに接着して，電気信号や（ ⓘ ）を介して伝える。

2-2 身体を動かすメカニズムについて，空欄にあてはまる語句または数値を入れなさい。

⑴ ROM は（ ⓐ ）の略語である。

⑵ 上腕を前方に挙上する屈曲の ROM は（ ⓑ ）°で，後方に挙上する伸展の ROM は（ ⓒ ）°である。また，上腕を側方に挙上する外転 ROM は（ ⓓ ）°，内転の ROM は（ ⓔ ）°である。

⑶ 肘関節を前方に挙上する屈曲の ROM は（ ⓕ ）°，後方に挙上する伸展の ROM は（ ⓖ ）°である。また，手首を手の平側に返す，手の平を伏せるという回外や回内の ROM は（ ⓗ ）°である

⑷ お辞儀する要領で腰を屈曲する前屈の ROM は（ ⓘ ）°，後方に伸展する後屈の ROM は（ ⓙ ）°である。

⑸ 足首部分を足の甲側に伸展する背屈の ROM は（ ⓚ ）°，足底方向に屈曲する底屈の ROM は（ ⓛ ）°である。

2-3 筋活動の仕組みと運動について，空欄にあてはまる語句を入れなさい。

⑴ 人間の身体には，（ ⓐ ），心筋，平滑筋という種類の筋肉が存在する。

⑵ 随意運動を行う筋肉は骨格筋で，（ ⓑ ）神経の支配を受ける。

⑶ 筋肉は収縮することで動くことができ，（ ⓒ ）と（ ⓓ ）という拮抗する作用がある。

⑷ 筋活動には男女間での（ ⓔ ）が生じやすいことから，女性は筋力を必要とする作業負担が大きくなりやすい。

2-4 平衡覚と姿勢の調整について，空欄にあてはまる語句を入れなさい。

⑴ 内耳にある前庭の（ ⓐ ）と（ ⓑ ）は，位置の変化や水平と垂直の直線化速度を把握する。

⑵ （ ⓒ ）はからだの傾斜方向や回転の強さとその速度を把握する。

⑶ 両眼球は焦点を合わせることで（ ⓓ ）を測定する。

2-5 負担の特徴について空欄にあてはまる語句を入れなさい。
(1) （ ⓐ ）差がある。
(2) 作業対象の重量や時間の長さが2倍になったときに，負担の計測値は（ ⓑ ）。

2-6 心機能への負担のあらわれかたの仕組みを考え，空欄にあてはまる語句を入れなさい。
(1) 身体の負担が増加すると，（ ⓐ ）活動が増加し，血中の（ ⓑ ）は消費され，（ ⓒ ）が増加する。この変化に（ ⓓ ）が反応し循環中枢に伝えられることにより，（ ⓔ ）的・（ ⓕ ）的に心拍数や血圧の変動が起こる。
(2) 精神的影響は（ ⓖ ）で起こり，循環中枢に伝えられ心臓の動きに反映される。

2-7 筋電図についての注意点を考え，空欄にあてはまる語句を入れなさい。
(1) 筋肉繊維の（ ⓐ ）や（ ⓑ ）には個人差がある。
(2) 筋肉のもっとも（ ⓒ ）する部分で測定する。
(3) 身体表面から計測される電位は（ ⓓ ）ので，表面筋電図測定にあたっては電極を皮膚に（ ⓔ ）させる。

2-8 乳児期の子どもは運動が未成熟であり，二足歩行時の重心は不安定である。その他の重心が不安定となる生体力学的な理由を述べなさい。

2-9 高齢期の特徴について，空欄にあてはまる語句を入れなさい。
(1) 高齢者の歩行パターンの特徴とされるのは，遅い速度，（ ⓐ ）歩幅，ゆっくりとした歩調である。
(2) 高齢者の立ち上がりの重心動揺の特徴として，立ち上がったあと前後左右にゆれて，成人と比べて（ ⓑ ）の面積が広い。

第 3 章

人間の特徴と機器の使用性

　看護・介護者が道具を使いこなし，看護・介護技術の向上に役立てるためには，道具を使う人間側の特徴とその道具の特徴をよく把握する必要があります。人間側の特徴については，能力を向上させていく過程や個人差に着目しました。
　さらに，道具の使いやすさ・悪さについて，人，もの，環境要因という視点から考えてみます。

3.1 熟練者と初学者の特徴

　手早いのに温かく気持ちのいい清拭，痛くない注射や採血，血管の見えにくい人からの採血や静脈内注射，心地よいタッチ，小柄な看護・介護者であっても安心できる移乗介助，手早いが埃をたてないシーツ交換，安心できる優しい雰囲気，患者に合わせた言葉遣いや話題の選択，緊急時にも慌てずに状況判断しながら指示を出せる冷静さなど，熟練者の言動は見ているだけで安心感があり，きびきびした動作は気持ちよく，頼り甲斐があります。ここでは熟練者と初学者の動作の特徴を比較しながら，熟練者のワザとは何なのか，初学者はどのように技術を身につけていくのかということを考えてみます。

(1) 熟練者のワザ

　こんな場面を目撃したことがあります。関節拘縮の強い患者の体位変換がとても上手な熟練者は，いきなり動作に移るのではなくまず患者に声をかけて挨拶し，体調や気分を確認しながら膝や肘などの関節をほぐすようにマッサージしま

した。まるで患者の気持ちもほぐしているようでした。そして，これからどのように動くのかを説明し，患者の顔を動く方向に向かせ，ベッド柵につかまらせて，「1, 2の3」と合図とともにゆっくりと患者の身体を動かしました。大きな力は使っていないように見えました。

　その熟練者は，食事介助をするときにも同じように患者に声をかけ，姿勢や食事をする環境をととのえて，ゆったりとした雰囲気をもたせながら食事介助をしていました。図3.1のように患者の顎は少しひき，頭が後ろに倒れてきたら姿勢をととのえていました。これは，顎をあげ頭を後ろに倒すと気管の入り口が開いて気道が直線状になるので，飲み込んだ食べ物が気道のほうに落ち込まないように，誤嚥を予防するためです。食べ物を口に運ぶときには，口の中に入っている食べ物を飲み込むことを確認し，タイミングよくつぎの食べ物を口に運んでいました。患者は食べたいと思ったときに食べ物が口に入ってくるので，適度なテンポで食事をしているようです。なぜ，熟練者は食べ物を運ぶタイミングがわかったのでしょうか。それは，食べ物を飲み込むときには口を閉じ，喉仏が上下することを知っているからです。そして，食べる意思があるときには食べ物が近づい

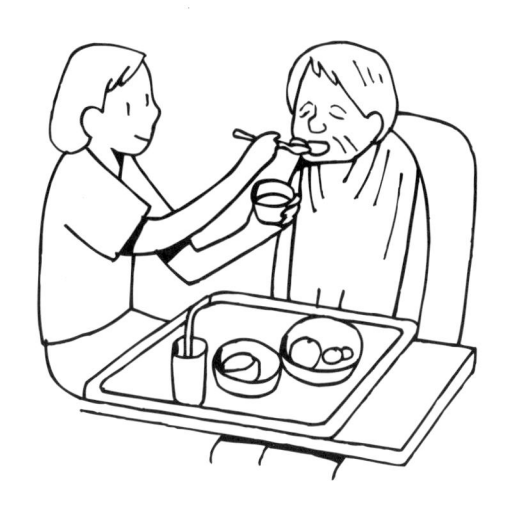

図3.1　熟練者の食事介助の様子

てくると口に届く直前に自然に口が開くことを知っているため，その様子を確認していたのです。

　一方，まだ介助に慣れていない初学者を見ていると，体位変換のときには患者に声もかけずにいきなり身体に触り力まかせに身体を動かしており，患者は驚きと不快感で，怒ったような苦痛そうな表情をしていました。また，食事介助のときは図3.2のように乱暴に食べ物を患者の口に近づけ，いやがって歯をくいしばり閉じた口をこじあけるようにして食べ物を押し込んでいるようでした。時間とともに姿勢が崩れて椅子からずり落ちそうになっても気づかずに介助を続けるため，患者は食事が進まない様子でした。

　このように熟練者と初学者を比較してみると，熟練者は患者をよく観察しながら，自分が一方的に介助するのではなく患者に合わせて一緒に動作を行っているようです。熟練者になるための大切な要素は経験ですが，単に経験を積めばよいわけではありません。熟練者のワザは，技術が優れているということだけではありません。熟練者とは，人間の身体機能や能力およびその限界，人間の行動の特

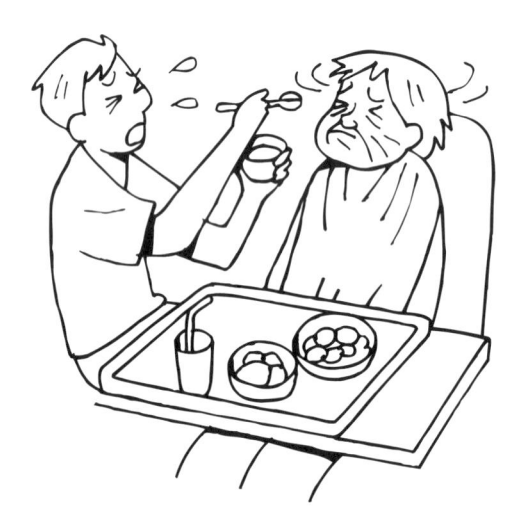

図 3.2　初学者の食事介助

徴，自分自身の身体的特徴や能力，思考の特徴などを熟知しており，目的のために自分の能力を最大に効果的に発揮し，そのための努力ができる人です。

熟練者の特徴として観察力が鋭いこと，判断が正確であること，自信や力強さを感じること，そばにいるだけで安心感があることなどが挙げられます。そして熟練者はいくらワザを身につけているからといっても，重い患者を1人で動かすような無理なことはしません。無理をするのはたいてい一人前と認められることを焦る初学者に多いようです。ただ，熟練者であっても，慣れによる思い込みや過信がまったくないとは限りませんので，気をつける必要があります。

大リーグで大活躍をしているイチロー選手は，あるインタビューの中でベテランの野球選手らしい興味深い話をしていました。野球は試合時間が長いので，イチロー選手であってもときには集中力を欠いてくることがあるそうです。それがわかっているので，イチロー選手はどの球場にも目印を数ヶ所見つけてあり，集中力が落ちてきたと感じたら自分が決めた目印をじっと見つめることで，集中力を高めるのだそうです。イチロー選手はバッティングも守備も高度なワザを持っていますが，この話から，熟練者というのは高い能力を持っているだけではなく，高い能力を維持するためにどうしたらよいかも知っているのだろうと考えます。看護・介護の熟練者も同じです。忙しくて仕事が混み合っているとき，気持ちが落ち着かないとき，患者さんとゆっくり話せないときなどに自分をコントロールできる人こそ熟練者といえるのではないでしょうか。

(2) 初学者の習熟過程

初学者が技術を身につけるときには，手順や根拠を知る，熟練者を見て真似る，型を覚える，技術全体をイメージする，上手にできたときの手ごたえを実感するなどの習熟過程をとおります。技術を身につける過程は必ずしも直線的ではなく，うまくできたり失敗したり，波があるのが普通です。特に大切なのは，失敗した原因を振り返ることではないでしょうか。学生に技術試験を行うと，1回でパスした学生の中にはあまり練習もしてこなかったのに，たまたまうまくできたために合格する人がいます。そのような人に比べると，不合格になり，どこが失敗の

原因だったか，どのような練習をすれば上手になるのか教示を受けて，さらに練習をくり返した人のほうが習熟度は高いものです。

　ピアノやバイオリンなどの楽器，陶芸，スポーツなどを考えると，技術というものは簡単なところからむずかしいところへと身につけていくのが一般的ですが，学校で学ぶ看護・介護技術は，必ずしもそのような順番には授業が組まれてはいません。就職してからも，車椅子の介助は身体の小さい人の介助から大きい人の介助へ，という順序性があるわけではなく，自分がその日の担当となった患者の介助をすることになるという厳しい現状があります。しかし，身体の大きな人を介助したときに，患者の身体のどこを支持すれば安定したか，自分の足をどの位置に置いたか，車椅子をどのような角度に置いたかなど，自分が行ったことを振り返り，これをくり返すうちに，こうすればうまくいくという実感と自信が持てるようになっていくのではないかと考えます。

　初学者が技術を習得するためには，まず学校で何度も練習することが必要です。ただ，学校では健康な同年代の人が患者役となりますので，患者設定には限界があります。実習で患者に実際に行ってみることで，技術の手ごたえを感じることができます。最初はぎこちなさがあり，頭で考えていることと手足がバラバラな感じがしますが，何度か行ううちに動作そのものには慣れてきます。何人かの患者さんに行ってみると，まだ十分に習得できないところがどこなのかわかってきます。うまくできないところを部分的に練習したり全体を通してやってみたりすることによって，技術のポイントがつかめます。初学者の中には，動作に安定感がなく，指先や腕だけで援助しようとする人がいます。華奢な人の場合は，患者も自分も安全で安楽に動作するためのボディメカニクスを十分に活用できるほどの筋力がないために，身体の構えが不安定な人がいます。そのような場合には，基礎体力づくりから始める必要がありそうです。

　新しい機械やシステムの導入によって，熟練者になってからも新しい技術の習得を求められます。機械には，からきし弱いという人もいますが，熟練者には観察力や身体の解剖・生理学的な理解が基本にありますので，患者の反応を見ながら案外早く操作方法を覚えてしまうことが多いようです。初学者はまだ身につけ

ている技術が曖昧なためか，違った反応を示すことがあります。初めてリフターを導入した病棟で機械に対する看護師の反応を見ていると，熟練者はリフターの機能や操作方法を知ろうとするだけではなく，図3.3に示すように，重量の限界は何kgか，ベルトを身体のどの位置にかけると食い込みがないか，姿勢は安定しているか，関節に無理はないか，スピードは恐怖心をいだくほどのものではないかなど，患者の安全や安楽という視点でチェックしていました。初学者は操作方法を覚えようとはしていましたが，何を確認するべきかという視点がわからないようでした。このように新しい技術を学ぶときには，知識や経験に関連づけることができるかどうかが早く習得できるかどうかに影響します。初学者は知識や経験を積み重ねるだけではなく，学習方法も身につけていく必要があります。

　初学者を対象に腕モデルを使った採血技術の習熟過程を見た実験では，続けて何度も練習を行った人たちと1日に決まった回数を練習した人たちでは，総合的に見た技術の習熟過程に大きな差はありませんでした。しかし，練習の相手が人ではなく道具だったためか，失敗しないという点では続けて練習した人たちのほうが好成績であり，50回の練習で効果が見られました。この実験で興味深かったことは，練習から3ヶ月後にどのくらい覚えているかを確認した実験において，1人の学生が100回以上連続して失敗したにもかかわらず，実験後に正しい方法

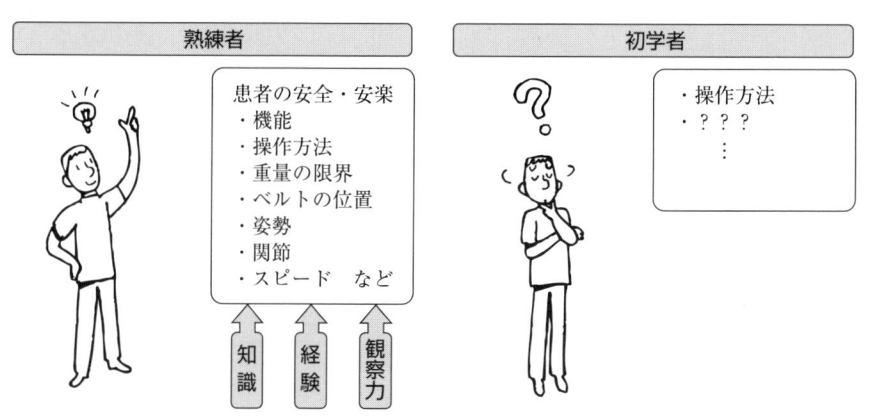

図 3.3　熟練者と初学者が新しい技術を身につけるときの思考（例：リフター）

を指導したところ今度は連続して成功したことです[1]。つまり，習熟するためには単に練習をくり返せばよいのではなく，正しい方法を練習することが前提であり，初学者には初期の学習が大切であるといえます。

3.2 動作や道具と個人差

　新たに動作を身につけたり道具を使うとき，意欲や練習量だけでなくもともと持っている身体能力による差が生じます。

　ここでは個人差による影響について考えてみます。

(1) 器用と不器用

　人は乳児期にはつかむ，握るなどの簡単な動作しかできませんが，成長に伴って，キャラメルの包装紙をはがしたり箸を使ったりするなどの細かい作業ができるようになります。多少の差はあるようですが，だいたい同じような時期にできるようになっていきます。しかし，大人になって技術を習得する際には，すぐに上手になる人と何度練習してもなかなか上手にならない人がいるように，器用な人と不器用な人がいます。

　何をやらせても卒なくできるような人や，手芸やピアノ，絵画や料理の細工など細かい作業を得意とする人は，一般的に器用な人といわれます。器用かどうかは手先の巧緻性だけではなく，身体全体の使い方も含まれます。人間の身体にめぐらされた神経は人によってその数や走行が異なっています。使えば使うほど神経はシナプスを伸ばしていくといわれていますが，だれの神経も同じように伸びるわけではありません。また，筋肉も使えば使うほど発達するようですが，いくらトレーニングをくり返しても一般人がスポーツ選手のようになれないのは，もともと持っている身体能力が異なるためだと考えられています。

　利き手が右か左かによっても違います。図3.4の例のようにドアのノブ，自動販売機のコインを入れる場所，駅の自動改札機，はさみ，包丁，急須，料理の位置，箸やナイフ・フォークの位置，胸ポケットの位置，トランプのマークの位置，

はさみ　　　　自動改札口　　　　カメラ

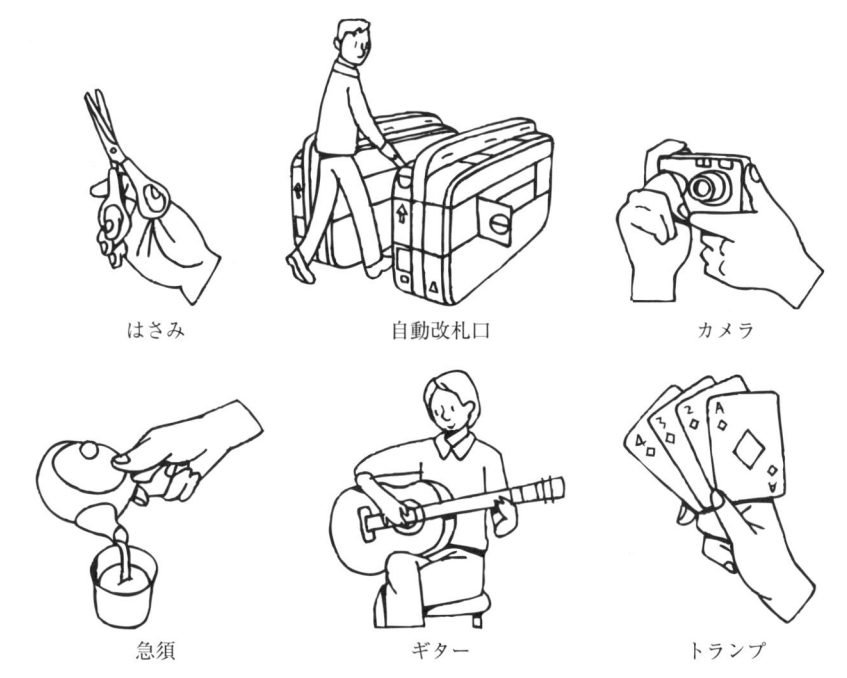

急須　　　　　ギター　　　　　トランプ

図 3.4　左利きの人に使いにくい道具の例

　パソコンのテンキー，ギターなどの楽器，ボーリングの球，ウォッシュレットのボタン，カメラのシャッター，缶切りなど，右利きの人にとって便利にできているものが多く，左利きの人は不具合を乗り越えて生活しなければならない場面が多く見られます。しかし左利きの人は臨機応変に対応して，右手を使ったり左手を使ったりするため，左だけではなく右も使える器用な人が多いようです[2]。
　器用か不器用かということをとっても，人はそれぞれ異なった身体的特徴を持っていることがわかります。これは患者でも看護・介護者でも同じです。リハビリテーションが必要な患者の場合には器用か不器用かによって回復過程が違ってくる可能性があります。看護・介護者の場合には，技術の習得過程に差が生じます。明確な根拠はありませんが，最近の看護・介護の初学者は子どものころから便利な生活に慣れていることが影響して，不器用な人が増えているようです。

タオルをかたくしぼれない，固形石鹸をタオルで泡立てられない，洗髪のときに頭皮をこすらないなど，不思議に思えるような行動をとる学生が増えています。これはもともと不器用というよりも，器用になることを必要としない便利さの弊害なのかもしれません。昔よりも巧緻性の平均レベルが落ちている代わりに，便利な道具や設備のおかげで表面的な個人差は少なくなってきているようです。

(2) 障害の程度による個人差

　運動機能障害を発症する原因には，脳梗塞や脳出血などの中枢神経系の障害，脊髄損傷のような末梢神経系の障害，骨や筋肉の障害によるものなど，さまざまなものがあります。障害の部位や程度によって機能喪失の状況は異なるため，生活の変化や介助の必要性も人によって違ってきます。例えば，脳梗塞後の半身麻痺といっても，右利きの人が左半身麻痺となった場合は，右半身の残存能力の程度によっては，食事をしたり歯を磨いたりするような日常生活動作は比較的自立してできることもあります。右利きの人が右半身麻痺になった場合には，左手での動作を練習しますが，高齢，筋力がないなどの理由で利き手交換が困難なときには，障害を受けた右手の機能回復訓練をすることもあります。

　患者の多くは，排泄の自立を機能回復訓練の目標に挙げています。人の手を借りて生活せざるをえなくなった人であっても，排泄だけは自分でしたいと訴える人が多いようです。どのような障害であっても，人は自分の意志で自分の力で自立した生活を送りたいという希望を持っています。そのため，それぞれに合った介助の仕方や補助具が望まれています。

　内臓の障害によって栄養状態が悪化したり，めまいが強くて動けなかったりするなど，運動障害は必ずしも運動機能の障害から起こることばかりではありません。認識の障害によって，動ける能力があるのに動けなくなったり，動かないという選択をしたりすることもあります。また，患者の身体的な能力は身体機能だけではなく，その人がどのように生きたいと考えているかという価値観にも左右されます。

　障害に対する補助具を選択する際，個人差を重視して個人に合わせた道具を選

ぶか，一般的・平均的なものを選ぶかを考えなければなりません。例えば，このごろ車椅子を個人所有する人が増えており，さまざまなタイプのものが出回っています。その人の体格に合わせた幅のもの，姿勢を保持する力のない人にはリクライニング式のもの，高いところのものが取れるように座面を高くすることができるようなもの，スポーツ用のもの，車輪の位置を変えられるもの，階段昇降が可能なもの，電動車椅子など，たくさんの種類があります。しかし，病院や施設では一般的なタイプしか所持していないところもまだまだ多いようです。病院や施設では一時的な移動用として用いることがほとんどなので，だれにでも使える標準的なものを選ばざるをえないためだと思われます。このように，個人差を重視するよりも平均のレベルに個人を合わせなければならないということも現実には多々あります。

　だれにでも楽に使える道具という発想でユニバーサルデザインという言葉が聞かれるようになりましたが，障害のある人や高齢者を中心に道具をつくると，ほかの人にとってはかえって使いにくかったり，せっかく人間が持っている機能を十分に使わないことになってしまうような場合もあります。高さや角度を変えられるベッド，長さや高さを調整できる杖や歩行器，便座の高さを変えられるトイレ，高さを変えられる台所など，個人差に合わせた道具や設備は増えつつありますが，まだまだ個人差が考慮されていないもののほうが圧倒的に多いと思われます。

　障害の有無にかかわらずもともとの身体的能力が異なるので，自分に合った道具を選択するということは意外とむずかしく，障害が生じると，障害前の個人差に加えて障害の程度による個人差がありますので，なおのこと道具の選択はむずかしいといえます。また，自分に合わせた道具は理想的ではありますが，身体機能が回復途中の場合にはじきに合わなくなってしまったり，コストが高くついたりしますので，一時的であれば平均的な道具に自分の機能を合わせていくほうがよいこともあります。

3.3 機器の使い良さ・悪さに影響を与える因子

　看護介護用に購入した道具を，使わずにしまってあるという話をときどき聞きます。せっかく買っても使わなくなってしまったのはなぜでしょう。何らかの不具合が道具側にあったのでしょうか。ここでは，機器や道具の使い良さ・悪さに影響を与える要因について考えてみましょう。

　身近な例として，図3.5のように椅子を選ぶ視点を考えてみましょう。座面の高さは座る人の下腿高が目安になります。スリッパ履きで座る場合とヒールのある靴を履いていて座る場合とでは床から膝までの高さが違います。座面の高さはどこでどのように使われるかも考慮する必要があるのです。つぎに，座面の広さは大腿部から臀部を前後左右にゆったり支えながら，座る人の臀部の筋肉や皮下組織の厚さ・薄さによっては骨突出部を適度に支えるクッション性を持っている必要があります。また，座る目的に応じて，リラックスして長時間座っていたり，座り姿勢で集中して作業ができるための背もたれの角度とクッション性，その人にあった背もたれの腰背部サポートの位置があります。肘かけも，肩に腕の重さが直接かからないように腕を置いたり，座ったり立ったりするときの支持になったり，ちょうどよい高さでしっかりついていると役に立ちます。このように考えると，使いやすく本当に「使える」椅子は，使用する人の身体の寸法，体格，使用目的，使用条件などを考えて選ぶ必要があることがわかります。

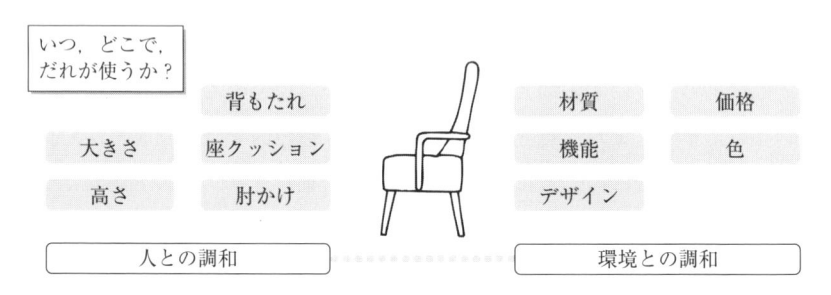

図 3.5　椅子を選ぶ視点

(1) 人間側の要因
a. 身体の寸法

　道具の使用方法に応じて身体の対応する部分のサイズに合わせた道具を選ぶ必要があります。背の高い人が快適に使用できる道具は，そのままでは背の低い人が快適に使用することはできません。使用する人がわかっている場合はあらかじめその人に合わせた道具を選びます。使用する人が複数の場合は標準的なサイズで，サイズ調整可能な道具を選ぶという方法もあります。机，椅子，キッチン，作業台など，身の回りの道具の多くは身体の寸法が基準になっています。例として高さ調整機能付きベッドは，使用者の下腿高に合わせて足底がしっかり床につく安全な低さにして使用することができますし，下肢の筋力が少し落ちて立ち上がりが大変な使用者には手すりや立ち上がり補助具と組み合わせて立ち上がりやすい高さにして使用することもできます。また，ベッド上の生活を介助するときには介助者の作業姿勢によい高さに上げて使用することもできます。高さを調整できるということは，使用するときの状況に合わせてもっとも快適に使うためのシステムだといえます。

b. 姿勢，動作

　例えばストレッチャーを扱うとき，看護介護者は立位で移乗を介助し，立位で移送します。立って操作するのにもいくつかの姿勢・操作の仕方があります。手の高さが作業面に合っていれば脊柱をまっすぐ伸ばして操作することができます。作業面よりも手が高いときには，手を下げる何らかの姿勢をとります。図3.6はストレッチャーを押す3つの姿勢を示しています。もっともよい方法はストレッチャーを上げることです。そうでなければ，腰を曲げる姿勢か，腰は曲げずに膝を曲げ腰を落とす姿勢になります。ヒトの身体は多くのエネルギーを消費する大きな筋活動を本能的に避ける傾向があるらしく，意識していないと膝を曲げて腰を落とす姿勢で動作することはまずありません。脊柱はゼラチン質の柔らかいクッションでつながっている神経の通り道です。図3.7の右図のような大きな力を偏った方向から受ける構造にはなっていないのです（図3.7）。ですから腰を曲げて操作するのは脊柱にかかる力のバランスが悪く，避けたほうがよい方法で

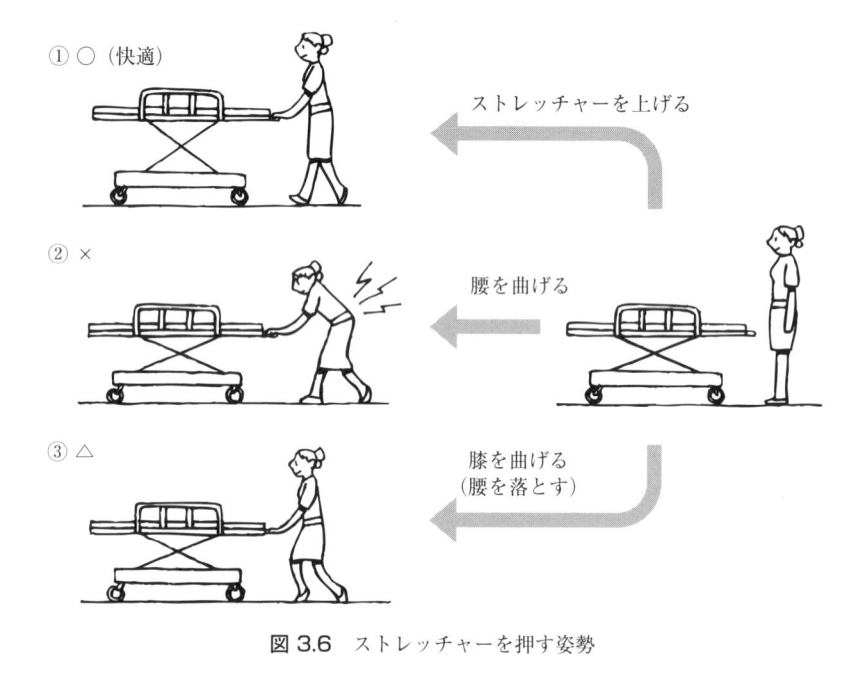

第 3 章　人間の特徴と機器の使用性

① ○（快適）

② ×　腰を曲げる　ストレッチャーを上げる

③ △　膝を曲げる（腰を落とす）

図 3.6　ストレッチャーを押す姿勢

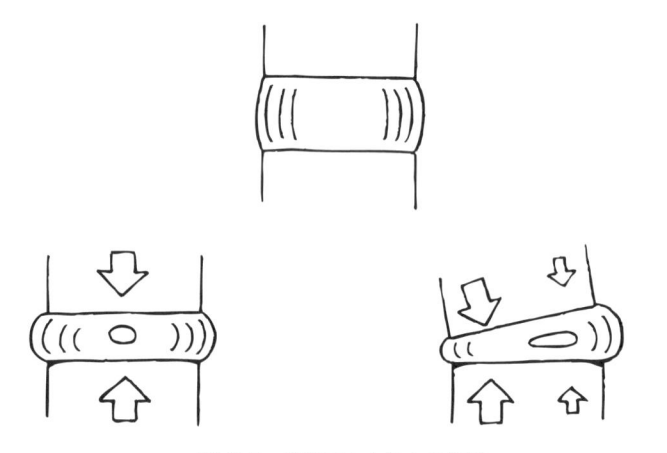

図 3.7　脊柱にかかる力の作用

す．腰を曲げるのではなく膝を曲げ腰を落とす姿勢は，いわゆる腰が入った状態で，力を発揮しやすい方法です．下肢の筋力，足腰がしっかりした人ならば力が入りやすい効率的な姿勢です．このように姿勢，特に脊柱の屈曲や腰の角度は人の骨格の中心であり，力を出すのに大きな意味があるので道具の使い勝手に影響があります．

c. 年齢，身体機能

　年齢を重ねると人の身体機能は変化します．図3.8は加齢による各種機能水準の相対関係を示したものです．これは，1980年に労働科学研究所が行った調査[3]で，20～24歳の機能水準を100とした場合に，50～59歳の人々にどの程度の機能変化が見られるかを種々の感覚別に比較検討してまとめられたものです．

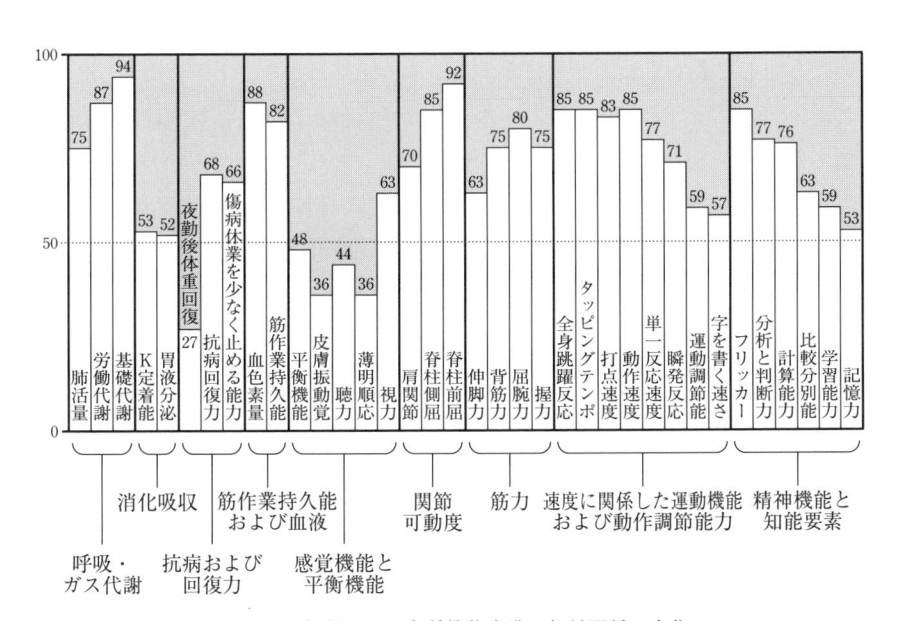

図 3.8　加齢による各種機能水準の相対関係の変化

　図のように，①呼吸・ガス代謝，②胃液分泌などの消化吸収，③抗病および回復力，④筋作業持久能および筋肉活動を支える血液中の血色素量，⑤視覚・聴覚・皮膚振動覚などの感覚機能と平衡機能，⑥脊柱の前屈・肩関節などの関節可動

度，⑦握力・背筋などの筋力，⑧速度に関係した運動機能および動作調整能力，⑨計算や分析判断，学習能力，記憶能力などの精神機能と知能要素と，多かれ少なかれ加齢による身体機能の変化はあらゆる面で起きていることがわかります。この調査は加齢による変化を総合的に示してくれていますが，1980年当時の対象年齢層を横断的に調査したものなので，今調査したらまた別な結果になるでしょうし，同じ人を対象に縦断的に調査したらまた別な結果になるということが予測できます。なぜなら，加齢による身体機能の変化は個人差が大きく，遺伝的影響や環境要因，機能維持や増進のための個人の努力などによってもさまざまな表れ方をするからです。

d. 経験

初めてのことをするときにはまったく経験がないので失敗したり，うまくいかないことでも経験を重ねるうちにうまくやる方法がわかり，上手になっていくのはごく自然なことです。またいろいろな経験を重ねることにより，経験的知識の種類・量が増えるので，いろいろな種類の経験を重ねた人が初めてのことを経験するときには「こうしたらうまくいくかもしれない」という予測がつきやすくなります。これと同じように道具を扱うためにも，類似のあるいは多様な過去の経験があることは，多くの場合効果があります。しかし中には，それまでの経験が思いこみや勘違いを引き起こし，エラーの原因になる可能性があることも意識し，経験が「思いこみ」や「慣れ」に変質してしまわないように注意をしなければなりません。

e. 動機・心理状態

道具を使うときには，必ずその道具と出合った理由があります。だれかに与えられた道具でしょうか，自分で探してきた道具でしょうか，それともたまたま目についた道具でしょうか。補助する道具が必要であちこち探して選んだ道具でしょうか，それともそれほど困っていないのに便利そうに思えたので何となく購入してしまった道具ということもあるでしょう。道具を使用しようとする動機が小さいと，道具をうまく使えるようになる前にあきらめてしまうという結果にもなりかねません。動機の強さは道具への愛着・執着になるので，使う人の動機は

道具の使いにくさをカバーする因子になります。

また，使用するときの心理状態も道具の使い勝手に影響を与える要因です。急いで慌てているときと十分な時間と心の余裕があるときの心理状態とでは，心の余裕があるほうがエラーが少なく，うまく使うことができます。

(2) 機器側の要因

前の人間側の要因で述べた内容は，逆に考えれば機器や道具の設計上の問題であるということもできます。言い換えると，人間の特性を十分理解したうえで使いやすく道具が設計されている必要があるので，人間に合わせきれない道具側の問題であるともいえるのです。使用する人の身体寸法に合わせ，使用する人の身体機能が多少落ちても使い勝手が極端に悪くならないようにあらかじめ余裕を見て設計された道具，むずかしい操作ではなく簡単なガイドで楽に操作できる案内をつけた操作の表示，急いでいるときにも間違わないようにエラーを防止し，使いやすい機構や間違えたら動かない・つながらないなどのシステムが道具側に求められます。安全性，安楽性を第一に考え，操作性を重視した道具の設計が求められます。

(3) 使用環境

使う人・使われる道具のほかに，それを使用する環境も道具の使い勝手に影響を与えます。空間の広さが十分あることは人の姿勢や動作を無理のないものにするために欠かせない要素です。一般のトイレに車椅子で行くことを考えると，車椅子に問題がなくても使用環境（一般のトイレ）が問題になるということがイメージできます。

広いところで使用する場合，ものを動かす方法も方向も環境からの制約はありません。一方，狭いところで使用することを考えると，ものを動かす方向が制約されます。動かす人も肘を後ろに引くと壁にぶつかったり，腰を下げようとするとおしりがぶつかったり，よい姿勢での作業ができなくなってしまいます。後ろに回る空間がなかったら，前から引っ張るしか方法がないということもあります。

十分な空間がなければ，よい姿勢で快適に道具を使用することは実現し得ないのです。

［参考文献］
1）檀谷幸子「採血手技の習熟度に関する研究——練習期間の違いによる比較」，『埼玉県立大学保健医療福祉学部看護学科平成16年度卒業論文』2004
2）太田香菜子「右利き・左利きの人の特性について」，『埼玉県立大学保健医療福祉学部看護学科平成16年度卒業論文』2004
3）斎藤一，遠藤幸男『高齢者の労働能力』労働科学研究所，1980

章末問題

3-1　初学者と熟練者の特徴について説明をした文章として正しいものに○，間違っているものに×をつけなさい。
　① 初学者は観察はよくできるが，思ったとおりに行動できないのが特徴である。
　② 初学者は知識や経験を積み重ねるだけではなく，学習方法を身につけることも大切である。
　③ 熟練者は重い患者も軽々と移動させることができる。
　④ 熟練者は目的のために自分の能力を最大に効果的に発揮できる。
3-2　左利きの人が不便だと感じる道具や設備を5つ挙げなさい。
3-3　道具の使い良さ・悪さに影響を与える人間側の要因を5つ挙げなさい。また，他にも人間側の要因がないかを考察しなさい。
3-4　使い悪さを感じた道具を具体的に思い起こし，道具や使用環境の改善策について考察しなさい。

第 4 章
人間工学を看護・介護に活かす

　第4章では，看護や介護場面でよく見かけられる体温計，血圧計，ベッドといった機器類，身体を移動させることに用いるスライディングシートやモンキーポールなどの補助用具について，その仕組みを人間工学的な視点から解説します。また，ケア場面においては，ケアを受ける側，介助者の双方にとっての安全性への配慮や作業効率を考慮したケア方法と設備の意味についても考えていきます。

4.1 患者・看護師の姿勢と動作

　ここでは，人間工学をどのように看護・介護に活かせばよいかということについて，まず患者と看護・介護者の姿勢と動作について簡単に触れた後，具体的な動作を例に挙げて説明します。

(1) 生活場面の姿勢と動作

　人は臥位，座位，立位を基本的な姿勢として，歩行を基本的な動作として，各関節や体幹を曲げたり伸ばしたり，手で握る，さわる，つかむ，こする，たたく，めくる，足で踏む，蹴るなどを組み合わせて複雑な動作を行っています。寝返りをうつ，あぐらをかく，走る，箸を持つ，字を書く，自転車をこぐ，ものを拾う，ボールを投げる，ドアを開ける，子どもを抱く，力を合わせてものを動かす，重いものを持ち上げたり棚の上からおろしたりする，狭い通路を通るなど，さまざまな動作を行っています。人やもの，その場の状況によって，姿勢や動作を微調整しています。

第4章 人間工学を看護・介護に活かす

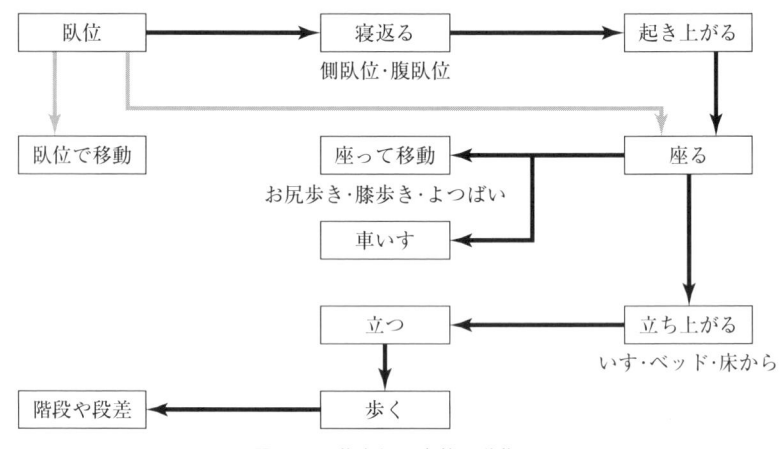

```
臥位 → 寝返る → 起き上がる
        側臥位・腹臥位        ↓
臥位で移動    座って移動 ← 座る
             お尻歩き・膝歩き・よつばい
             車いす

             立つ ← 立ち上がる
                    いす・ベッド・床から
階段や段差 ← 歩く
```

図 4.1　基本的な姿勢と動作

　図 4.1 に，基本的な姿勢と動作の関連を示しました。立つためには臥位から起き上がって座位をとり，座位から立ち上がって立位をとることができなければなりません。つまり，前段階の姿勢の保持ができないと，つぎの動作は成り立ちません。座位での安定が保てない人は立つこともできません。ただし，臥位から，寝返り，起き上がりを抜かして座位へ矢印がつながっているのは，ギャッチベッドを利用することによって自分で起き上がれなくても上半身を起こすことができるからです。また，通常の移動は歩行ですが，臥位のままでもストレッチャーがあれば移動は可能です。お尻歩き，膝歩き，よつばいという方法をとれば座ったままで自力での移動が可能です。車椅子があればさらに早く移動することができます。このように，補助具を用いて動作を代用することで，生活場面での姿勢や動作を維持することができます。実際にはもっと複雑な姿勢をとったり，道具を使ったりしながら動作を行っています。

　表 4.1 に入院中の患者はどのような姿勢をとり，どのような場所で，どのような行動をとっているのか挙げてみました。病院という限られた施設の中であり，検査や治療を受けるという特殊な状況ではありますが，姿勢については普段の生活と同じです。ただ，割合からいうと，臥位や座位の姿勢で過ごす時間が長くなります。これらの行動をさらに細かく見ていくと，例えばトイレでの排泄のとき

表4.1 患者の行動

姿勢	立位，前傾（10°〜45°），前屈，椅座位，座位，しゃがむ，よつばい，臥位
場所	病室，廊下，トイレ，洗面所，ロビー，検査室，売店，浴室，ナースステーション
行動内容	睡眠，食事，排泄，洗面，入浴，清拭，身づくろい，起居動作，環境整備，移動動作，コミュニケーション，体温・脈拍・血圧測定，採血，輸液，処置，採尿

には，トイレまで歩き，ドアノブを回してドアを開け閉めし，鍵をかけ，パジャマのズボンをおろし，下着をおろし，便座に座って姿勢を保持して排泄します。排泄後はウォッシュレットのボタンを押し，トイレットペーパーを回しながら取り出して適度な長さに切り，陰部や肛門を拭き，立ち上がって下着やズボンをはき，スイッチやレバーを押すなどして水を流し，鍵をあけてドアノブを回してドアを開け閉めし，石鹸を押し出し手をこすり合わせ，水道の蛇口をひねって水を出し，手をこすり合わせ，蛇口をひねって水を止め，タオルで手を拭く…というように，排泄という行動1つ取り上げても，これだけ複雑でたくさんの動作を行っています。一つひとつの動作をスムーズに連続して行いながら，1つの行動をとっているのです。逆に，1つでもスムーズにできない動作があると行動を自立して行うことが困難になります。そのような場合には，看護・介護者の直接的な介助や道具の助けが必要です。

　看護・介護者は臥位や座位で過ごすことが多い患者に対して援助するので，おのずと前傾姿勢が多くなります。ほとんどの病院では隣のベッドとの間に十分なスペースがないため，狭い空間での介助ではボディメカニクスを活用できません。また，高さの調節ができない洗髪台や段差のあるお風呂での介助などにより，身体をねじったり斜めに前傾姿勢をとったりするような無理な態勢で動作を行わなければならないこともあります。

(2) 体位変換

　職業の中でも，看護という職業は重労働で，3K(キツイ，キタナイ，キケン)の一つといわれています（さらに「休暇が取れない」「規則が厳しい」「化粧の

らない」「薬に頼って生きている」「婚期が遅い」「給料が安い」の６Ｋが加わり，看護は９Ｋともいわれます）。看護が９Ｋであるかどうかはともかく，看護師は体をよく使います。例えば，排泄の介助，食事介助，入浴の介助，清拭，足浴，ベッド周りの整頓，シーツ交換などの日常生活の援助。もちろん検温や採血，持続点滴のための注射薬の作成や交換，そのほか腰に静的負担がかかるベッド上での処置などがあります。輸液ポンプや酸素ボンベを搭載したストレッチャーに患者を移動して，そのストレッチャーを押しながら検査室や手術室に連れていくような動的負担作業もあります。これら一つひとつの行為を患者の治療につなげ，安全安楽を守りながらしかも多くの患者に対して行います。ナースコールで呼ばれれば，ただちに優先順位を判断して優先度が高いものから行っていきます。このように椅子に座ったり，ストレッチをする暇もないほど，長時間にわたり立ち働きますから看護師に腰痛経験者が多いことは想像がつくと思います。夜勤明けともなると，腰に手を当てながら帰宅し，そのあと鍼灸マッサージに通う看護師はたくさんいます。

　そこに，救世主のごとく現れたのが，ボディメカニクスの概念です。人体の特徴をとらえ，そこに力学の原理の応用をプラスさせて，患者にも看護師にも安全かつ安楽で，効率的なヒトの移動を目指しました。ボディメカニクスの原理原則（表1.3［21ページ］）は，障害のある方や高齢者の活動性を高め，人生の目標を実現するために，よりよく動く支援活動として，たいへん優れた方法であると思います。ところが，最近少し気になるのは「人の動きの特徴を知り」というところが抜け落ちて，「ヒトが移動する」というよりあたかも重い石の移動のように，ものを効率よく移動させるために，看護師の動きの原則だけが先走りしている傾向があることです。

　そこで近年，人間工学における人の動きの特徴としてもよく用いられているサイバネティックモーションを重視した，人の動きの研究から生まれたキネステティクスの考え方が浸透してきています。これは，看護師の動きのノウハウを述べていません。

　ここで，サイバネティックモーションの説明をします。動きには大きく分ける

と，図 4.2 のように上からサイバネティックモーション，サイクロイダル運動，一定速度運動，2 段変速度運動があります．図 4.3 のように魚が泳ぐ様子や，図 4.4 のように人が寝返りを打つという，生物特有のなめらかな動きは，まさにサイバネティックモーションです．見ていて心地よく，動きは優美で，機敏，力強く，繊細です．緩急が自在で，しかも固体によって動きが異なります．サイバネティックでは，精神と身体はそれぞれ一体化した一つのフィードバックシステム

(a) サイバネティックモーション

(b) サイクロイダル運動

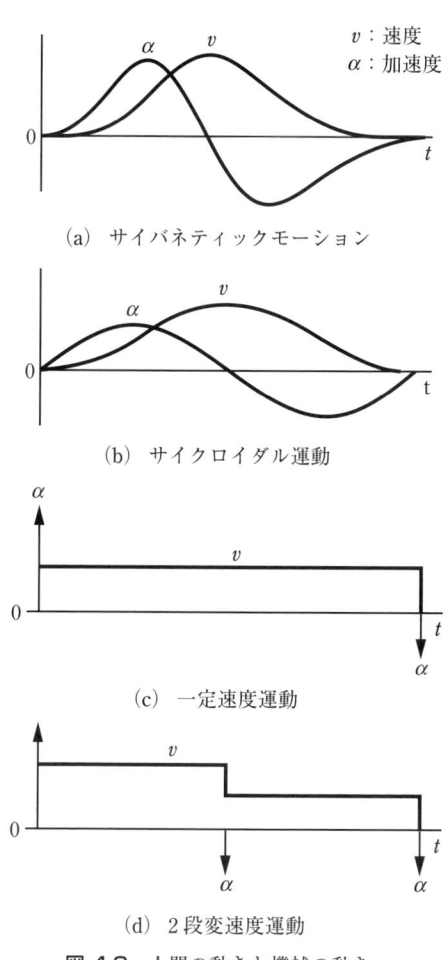

(c) 一定速度運動

(d) 2 段変速度運動

図 4.2 人間の動きと機械の動き

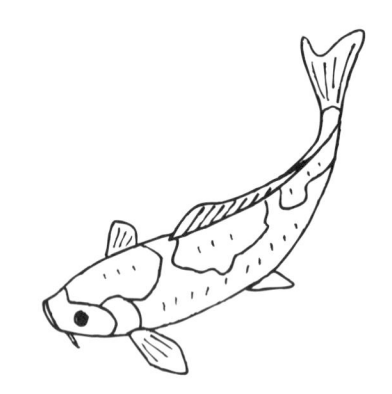

第4章 人間工学を看護・介護に活かす

図 4.3　魚が泳ぐ様子

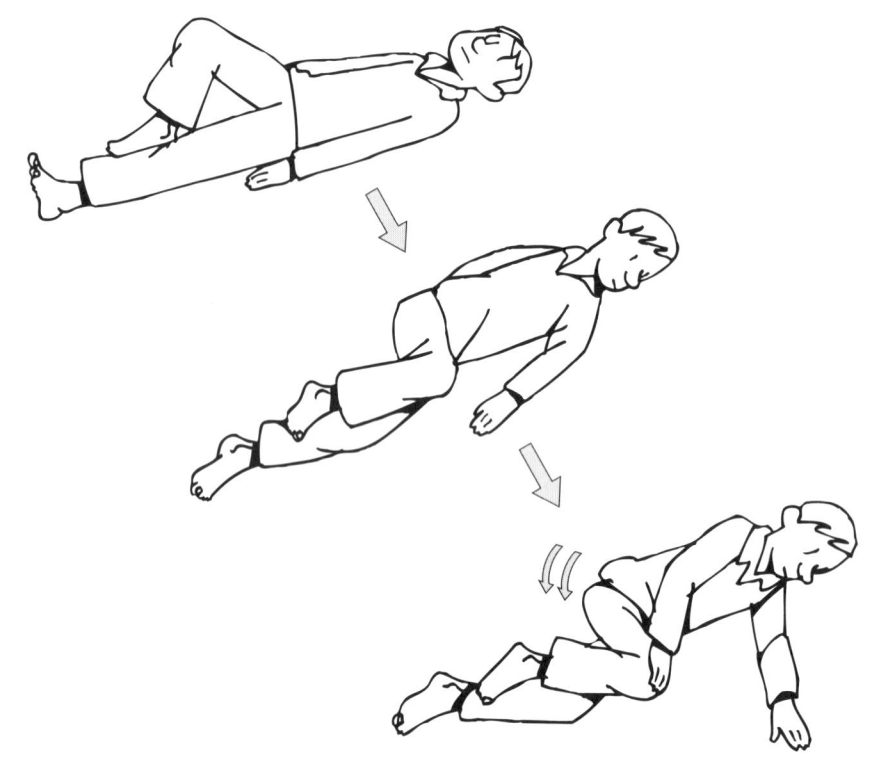

図 4.4　人が寝返りをうつ様子

であると考えます。魚や人のなめらかな動きは，学習機能を持った複雑な適応システムにより，筋肉と骨の活動による直接的なフィードバック効果により行われる，といわれます。

図 4.5 は人が仰臥位から長座位まで，約 3 秒かけた起き上がりをスティックピクチャー（人間の体を線を使って表し，関節の角度などを測定してフォームの分析を行う）という方法で解析した図です。この方は若い方で，起きはじめに少し腹筋を使って勢いをつけているので，当初速度が速くなります。その勢いのままでは目的の位置を越えて前倒しになりそうになりますから，少し調節をするのでその後途中スピードが落ちます。そして最後に，また速度がつきます。ロボットでは仰臥位から長座位まで一定速度運動で起き上がり，緩急をつけたこの動きのような再現はむずかしいそうです。もっとも近頃は転んでも勢いをつけて立ち上がるロボットまで現れました。これらのロボットも人の動きを参考にしながらつくられましたが，ここまでくるのにたいへんな時間と労力とお金がかかっているそうです。

このような自らのフィードバックシステムによって動きを調整，制御をするサイバネティックモーションを特徴とする人の動きを理解したうえで，そこに人が

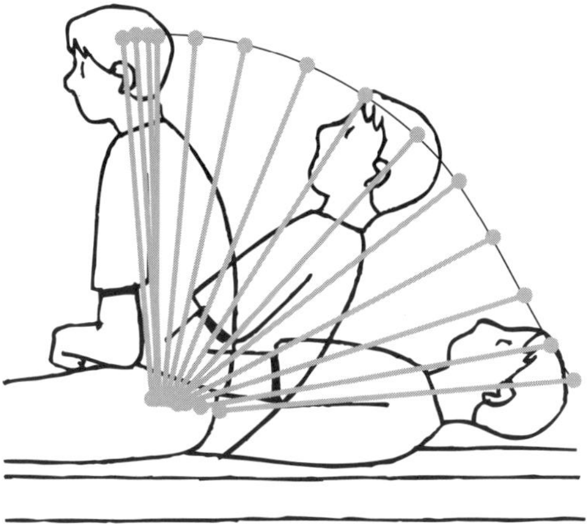

図 4.5　起き上がりを解析

人に触れることによって，相手と自分の力の大きさや向き，そして速度の変化を感じて，相手の動きと比較しながら，ともに効果的に動くための研究がキネステティクです。

a. 立ち上がり

つぎの図 4.6 と図 4.7 に示した実験結果は持ち上げを意識した場合と，キネステティクを意識し，70 代の男性を起立させたときの介助者にかかる荷重(図 4.6)

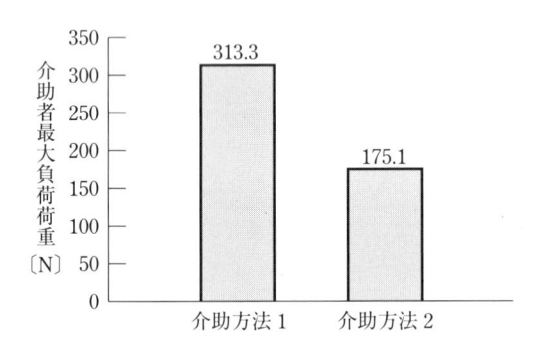

図 4.6 介助者最大負荷量　対象者:高齢者群(介助者 2 名の平均値)

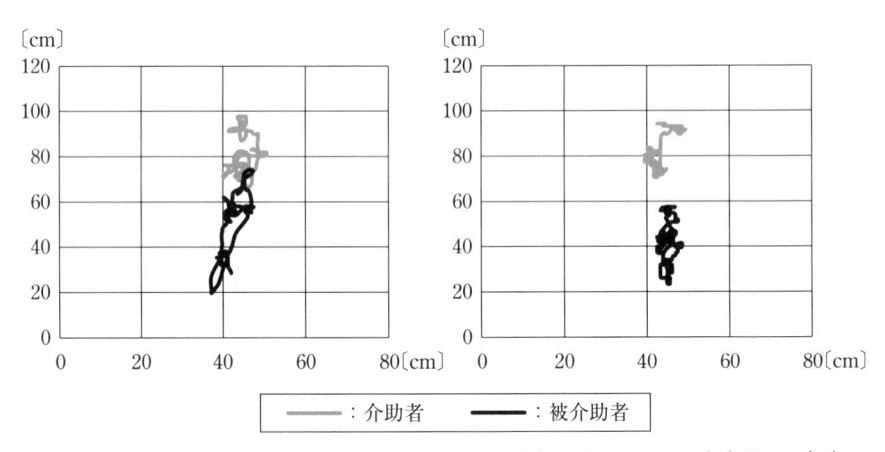

(a) 持ち上げを意識して介助　　(b) キネステティクを意識して介助

図 4.7 介助者・被介助者の重心軌跡

と重心軌跡（図4.7）です．図4.6を見てください．持ち上げを意識した起立では，介助方法1に示したように被介助者の体重の約50％が介助者にかかっています．一方キネステティクを意識した起立では，介助方法2に示したように介助者には被介助者の体重の約30％がかかっています．キネステティクではヒトの自由な動きを阻害しないために，対象の重心を介助者の上に重ねることはありません．図4.7のように持ち上げを意識した重心軌跡は，介助者と被介助者が重なりますが，キネステティクの重心軌跡は，重心がそれぞれ独立して離れたままです．筋肉はヒトを持ち上げるために使用するのではなく，移動するために使用します．人体の構造として，人の頭部は胸郭に乗り，胸郭は骨盤に乗るというようにつぎつぎと人体の各部位は足の方向に乗り，それぞれの重みは足の裏に流れていくという考え方をします．したがって，立ち上がりの場合，頭部の重みは胸郭に，胸郭の重みは骨盤に移動し，下肢に流れていきますので，介助者が無理に引っ張り上げなくても，対象は立ち上がることができて，介助者にかかる荷重は減少します．実験の介助者が，キネステティクの概念をさらに深く知り訓練を受けていれば，この荷重はもっと減っていた可能性があります．このデータは何回か立ち上がり動作介助を行って，介護者役も被介護者役もすーっと自然に立ち上がり，お互いに気持ちがよいと一番感じたときのものです．健常被介助者は気持ちがいいと感じるとともに，「あれ？いつのまにか立ってしまった」と少々きつねにつままれたような気になるそうです．

　介護をしてもされても，両者が気持ちよいと感じるのはどんなところでしょうか．ともに動いたと感じることに起因するのかもしれませんが，図4.8に示したのは仰臥位から座位への介助動作の実験で，速度に関する気持ちよさを聞いた結果です．介助する側には，簡単にできたかむずかしかったか，介助された側へは心地よさの感想をVAS（visual analog scale）によって聞いています．同じ動作で1秒，2秒，3秒，4秒，5秒と変えています．すると，介助する側は3秒のときが楽に近い感じがして，同じく3秒のときに介護された側は心地よいに近い感じを抱いています．このように，介助する側も楽と感じ，介助された側も心地よいと感じるテンポは一致していました．

(a) 介助者　　(b) 被介助者

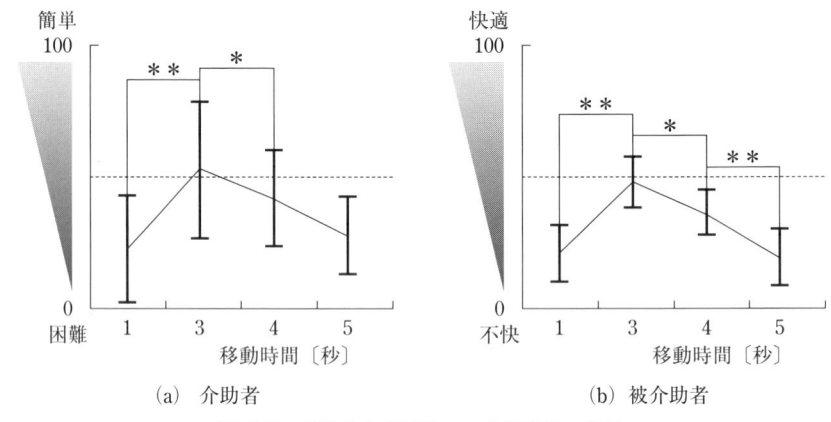

図 4.8　仰臥位から座位への介助動作の実験

　これはある全身の運動機能を奪われた難病の患者が，キネステティクの概念を学んだ介護者に介護されたときの感想です。「キネステティクはフィードバックを重視するそうですね。援助者が患者に入力した力や方向を，今度は患者からの出力で援助者は感じ取ります。全身性の難病患者でも感覚はあるので，入力を感じることができます。しかし患者の体の内部での出力より，動きという出力はほとんどありません。そこでそれを把握するには，援助者が心の目で見て心身で感じ取ることが必要というようなことです。私は，介護者と患者が気持ちを一つにして，介護者の「よいしょ」という力を必要としない介護という印象を持ちました」

b. 車椅子でのずり落ちを戻す

　日本は世界一の長寿国で，健康寿命もトップレベルですが，一方で寝たきり老人が多いといわれています。日々一生懸命介護している方には失礼な言い方ですが，寝たきりゼロを目指して，今度は座らせたきり老人が増えています。筋力が低下している高齢者が座っていると，身体が図4.9のようにずれてきてしまいます。このずり落ちを戻すときの介助の方法は，図4.10のような方法が一般的です。しかしこのような図4.10で示した，引っ張り上げるような動きは少しだらしなく座ったあと，私たちが体を戻す動きに近いものでしょうか。健康なときは，

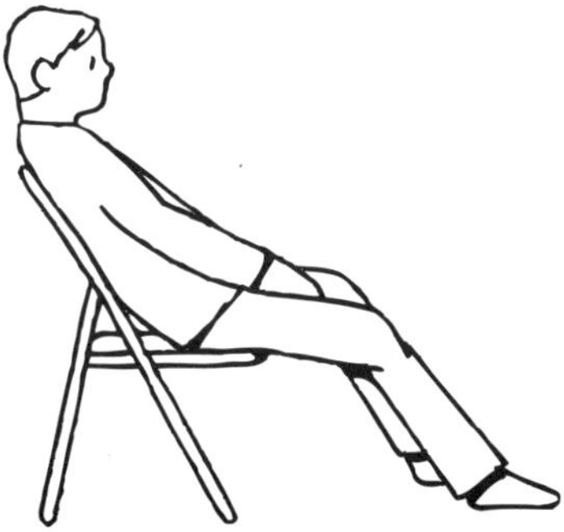

図 4.9　座面がずれた座り方

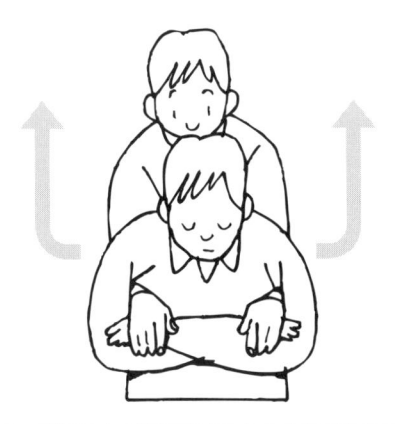

図 4.10　車椅子上で座面がずれたときにずれを戻す介助法

　高齢者でもあまり椅子からずり落ちることはありませんが，リラックスして椅子にだらしなく座ったときなどには，自然に足をついて臀部を浮かせてから後ろに戻ります。あるいは，右の臀部，左の臀部というように体重を移動してあたかもお尻で歩くように姿勢を正します。図 4.11(a) の①は，図 4.10 のように一般的に車椅子上でずり落ちた身体を介助して，椅子の奥に座らせたときの重心移動の図です。直線的にずるっと戻されています。これはお尻にずれと摩擦による褥瘡をつくってしまいます。図 (b) の①では急激に荷重が減って，持ち上げられたことがわかります。一方，図 (a) と (b) の②は，キネステティクを意識して介助し

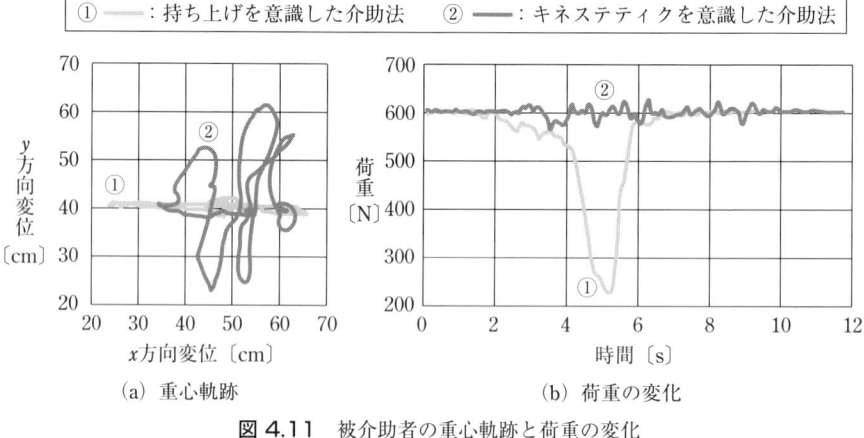

第4章 人間工学を看護・介護に活かす

① ──：持ち上げを意識した介助法　② ──：キネステティクを意識した介助法

(a) 重心軌跡

(b) 荷重の変化

図 4.11　被介助者の重心軌跡と荷重の変化

た重心軌跡と荷重の変化です。お尻で後方に歩くように移動していますから、重心が右に左に移動しながら後ろに移動しました。臀部にかかる荷重はほとんど変わりません。これは自然に近い動きだと思います。このような動きをキネステティクではスパイラルな動きと呼ぶようです。「支える動き」と「移動する動き」が交互に起きるため、パラレルな動きより小さな運動範囲でできますし、安定しているため安全に動くことができます。

くり返しますが、キネステティクは考え方であって、方法ではありません。その方特有の動きを援助者は感じてその能力を伸ばす方向で援助していくという考え方です。

4.2　看護・介護作業と人間工学

　看護や介護現場では、患者や利用者の日常生活を支援するケアが多く行われています。具体的には、食事の配膳から食べることの介助、洗面・手足を洗う・身体を拭く・入浴介助などの清潔ケア、排泄の介助や移動に関する介助などです。これらのケアでは、介護者が中腰姿勢になることも多く、腰痛予防については、労働衛生の観点からも注意が必要です。このため看護や介護における作業では、

介助者の健康にも配慮したケア方法を考えることが重要です。ここでは，人間工学の視点でもある「ひと」「もの」「環境」の側面から日常生活のケアを見つめ，人的資源，使用物品や設備をうまく利用したケアの方法について述べます。

(1) 作業姿勢の工夫

a. 足浴ケアの作業姿勢

　足浴（足を洗うこと）は，身体（足部）を清潔にする目的以外に，睡眠を促したり，リラックスを促すために行われるケアです。対象者の安全や安楽に配慮し，なお介助する側にとっても足浴しやすい作業姿勢は，いすや車いすに着座して行う場合，図4.12に示すように片膝を床につく姿勢は，作業基底面積が大きくなるので足元が安定します。ケアを受ける側としては，背もたれのある椅子は姿勢の保持がしやすく，足底がベースンの中に接地すると着座姿勢も安定します。

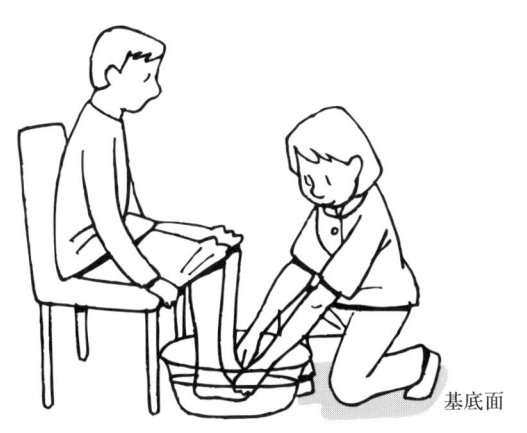

図4.12 足浴時の作業姿勢（椅子に座った場合）

　ベッド上に臥床している人の足浴を行う場合，介助者は立位姿勢となるので，過度な前屈姿勢をとらないように，作業面の高さと手が届く距離を考慮する必要があります。立位での作業は，図4.13に示すように，女性（日本人女性の身長5％スタイル値）が70 cmの作業面で，無理なく作業できるのが55 cm前後で

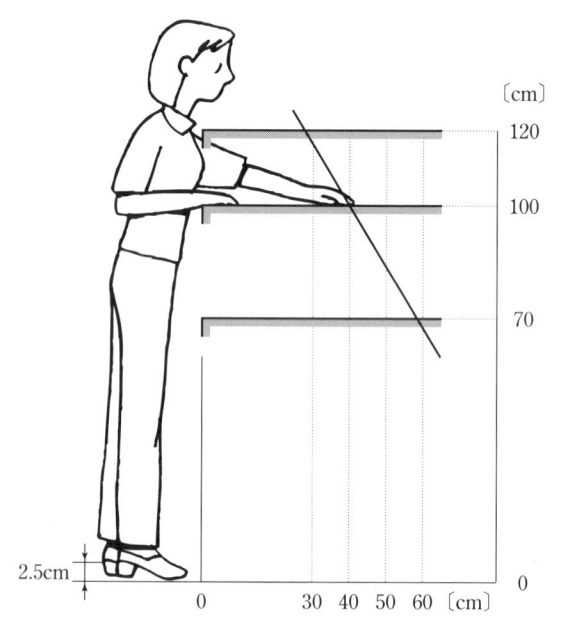

第4章 人間工学を看護・介護に活かす

図 4.13 体幹（胴）部の高さの水平面上で楽に操作できる手の届く範囲[13]

す。これは身長158 cm の女性という設定で考えると，身長の44%の高さとなり，人間の立位時の重心位置に一致します。一般に，病院などで使用されるベッド幅は 90〜100 cm が使用されていることが多いので，身長の45%付近のベッド高さであれば，ベッドの中央付近までなら前屈姿勢をとらなくても手が届く距離といえます。

また，図4.14に表示された重量は，作業者が荷物を簡単に持つことができ，安定した体位で荷物の持ち上げやおろし動作を手作業できることを示したものです。荷物を持ち上げたりおろす動作では，肘付近での作業はもっとも力を発揮していることがわかります。力を発揮しやすい作業環境に注目して考えると，ベッド高さを身長の45%付近に設定すると，図4.15のように前屈姿勢にならずに足浴を行うことができそうです。つまり，ベッドの高さは低くなると前屈姿勢になりやすく，高すぎれば手が届く範囲が狭くなるので，ひと手間ですが，各自の動

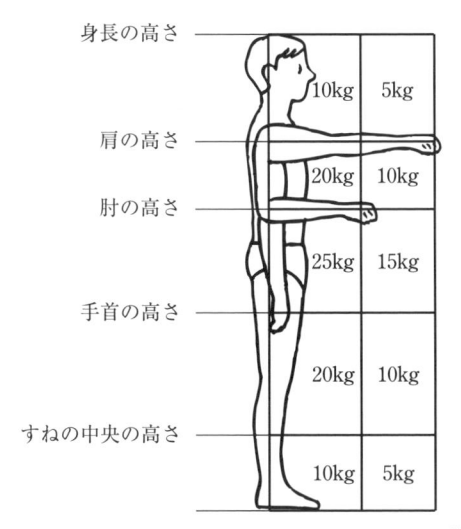

図 4.14　荷物の持ち上げ・下ろし動作の指針[15]

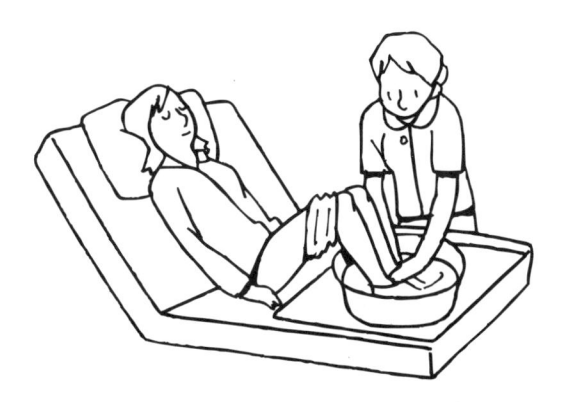

図 4.15　足浴時の作業姿勢（ベッド上臥床者の場合）

作しやすい高さに調整してケアを行うとよいでしょう。

b. **心臓マッサージを行うときのポジショニング**

　心肺停止状態にある傷病者や患者に行われる救命処置に心臓マッサージがあります。心臓マッサージは，心臓の拍動が停止したり，高度な不整脈などにより心拍出量が不十分なときに，胸部を直接圧迫することで全身へと血液を押し出し，

心臓の拍出を補助するものです。

　心臓マッサージを行う場合は，水平な場所で仰臥位の姿勢をとらせ，胸部に対して垂直方向から圧迫をします。ここで重要なのは，成人者（15歳以上）には1分間に100〜120回のリズムで，30回の胸部圧迫と2回の人工呼吸を行い，胸部が5〜6 cm程度に沈む力で圧迫することです。そのため，ベッド上で心臓マッサージを行う場合は，胸部に加える圧迫が直接身体に伝わるように，図4.16に示すように臥床者の背中側に背板といわれる固い板を敷いて行います。

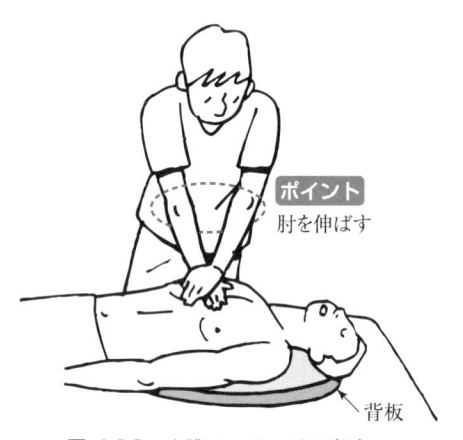

ポイント
肘を伸ばす

背板

図4.16　心臓マッサージの方法

　心臓マッサージを行うときの姿勢は，左右の手掌を重ねて，臥床者の胸骨下半分に乗せます。その際，上腕は伸展し，自分の体重を利用して胸部を圧迫できる姿勢をとります。この姿勢を側面から見ると，図4.17のように肘を伸ばし，臥床者の直上を覆うような姿勢で行います。心臓マッサージをする際のポジショニングのポイントは，①ベッド高さを低目に設定する，②踏み台を使用して施行者の位置を高くする，あるいは，③ベッドのマットレス上に乗った姿勢で行うなどです。心臓マッサージは，胸部を圧迫する力が不足すると心拍出を補助する目的が果たせないため，効率よく力を加えられる姿勢が大事です。また，短時間で終了できない場合も多いので，無駄に力を消費しないコツが姿勢にあるともいえます。

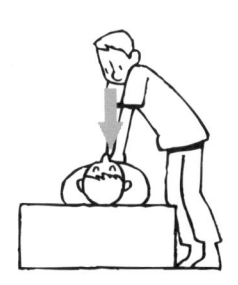

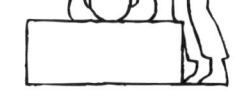

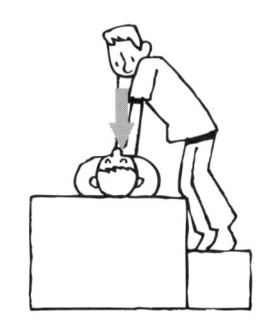

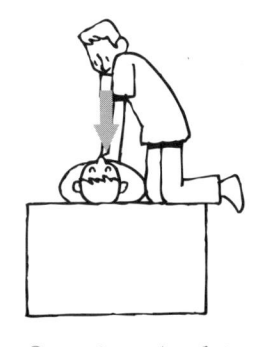

① ベッドの高さを低くする　② 踏み台を利用する　③ マットレス上に乗る

図 4.17　心臓マッサージをしやすい姿勢

c. 傷の手当てと作業動線

　手術後の患者には，創傷の手当てとして消毒をしたり，保護しているガーゼやテープ類の交換が行われます．病院では，処置に使用する用具類が搭載された台車（回診車）を用いて，看護師が医師の処置を介助しています．ここでは，手術創の消毒場面を例に，「もの」を介在した場合の作業動線について考えてみます．

　医師は臥床する患者の傍らに立って処置をしますが，看護師はその医師に物品の受け渡しができ，患者の状態や処置の内容が観察できる位置にポジションをとります．私たちの上肢の動き，特に肩関節の可動域は，図 4.18 で示すように，水平位置で胸部方向に 135 度，後方に 30 度まで動かすことが可能ですので，看護師は物品の受け渡しがしやすく，観察できる位置として，患者や医師に対してやや斜めの位置に介助スペースを確保すると動きやすいです．看護師の位置は，図 4.19 に示すように，医師が上半身を軽く捻る程度で物品が受け取れるベッドの足元付近に回診車を配置して介助スペースを確保します．

　また，回診車には引き出しや棚に物品が収納されているので，引き出しを開けてものを取り出す動作や中腰になって棚からものを取る動作も必要です．中腰がとれる空間の確保は，図 4.20 に示すように，看護師の背部にも 100 cm 程度の作業空間をとるとよいでしょう．

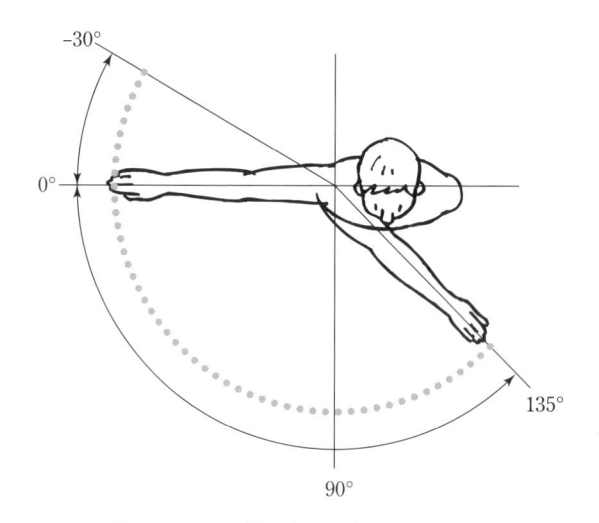

第4章 人間工学を看護・介護に活かす

図 4.18 肩関節の水平方向での可動範囲

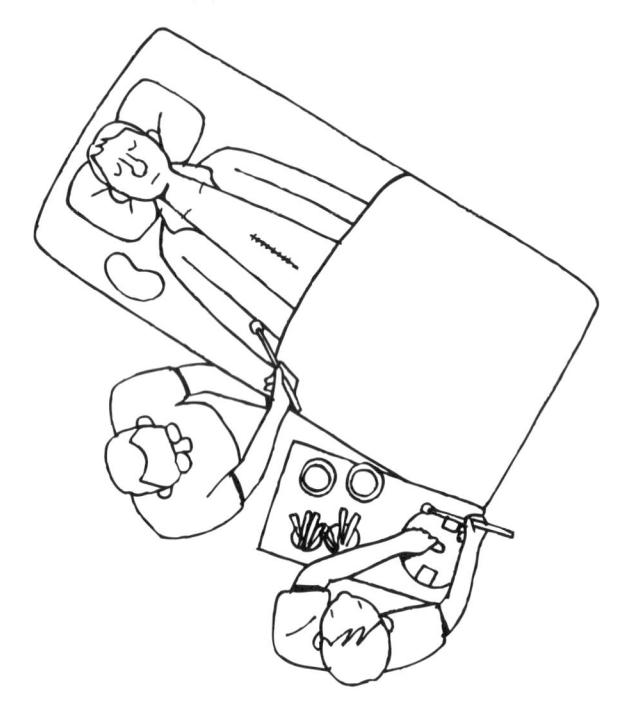

図 4.19 消毒場面における作業動線

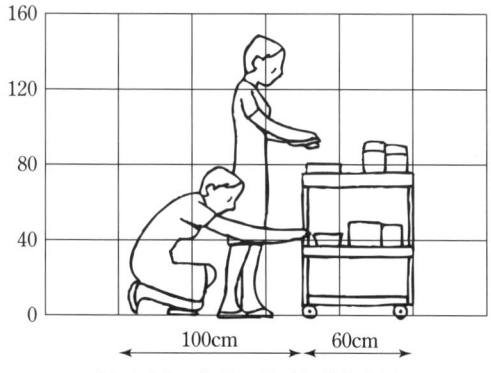

図 4.20　作業に必要な動作空間

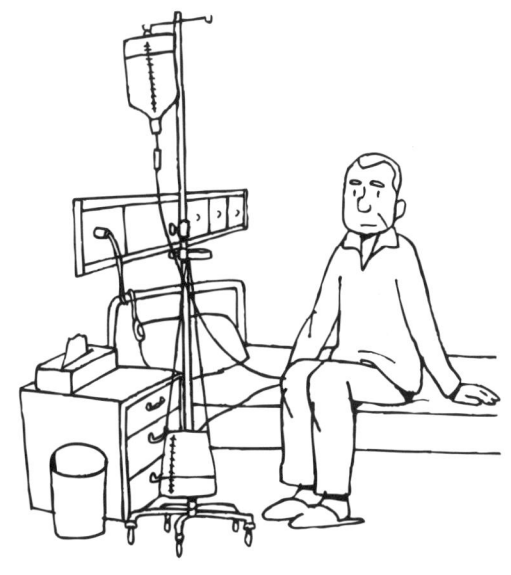

図 4.21　スタンドとカテーテル類の位置関係

(2) 動作効率を考えた工夫

a. 体内に挿入しているカテーテルの管理

　患者さんに挿入されているチューブ類の固定やバックを下げる位置は，移動動作の動線に合わせ，ベッドを乗降する側にします。ベッドの右側から乗り降りす

るのであれば，図4.21のように膀胱留置カテーテルを身体の右側に固定し，チューブ内の尿が下方に流れるようにスタンド下方に尿のバックを下げます。スタンドに輸液や排液のバック類をまとめて下げておくと，チューブ類を身体に引っ掛ける危険も避けることができ，ベッドの乗降や移動動作がスムーズに行えます。

b. テープ固定

体内に挿入されているドレナージやカテーテルといったチューブ類は，不用意に引っ張らないようにするため，チューブの途中をテープでしっかりと固定します。図4.22のように，挿入している方向と反対に力が加わるようにチューブ類を固定します。粘着テープの粘着強度別に選択することも必要ですし，粘着テープを二重にして貼るとはがれにくくなります。このとき，テープにスリットを入れたり，袴をつけるとよりしっかりと固定することができます。

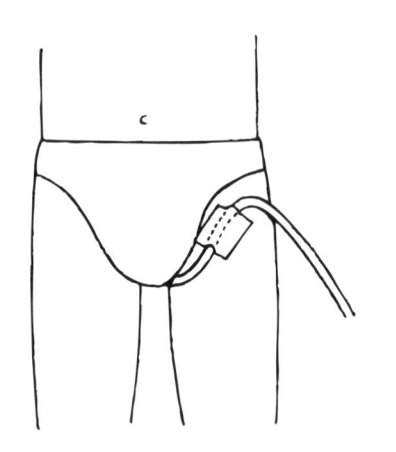

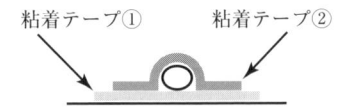

粘着テープ①　粘着テープ②

直接皮膚に固定せず，先に粘着テープを貼った上から，チューブの固定用テープを貼る。

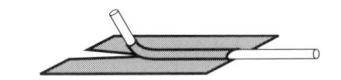

テープに切れ目を入れ，固定したチューブに多少の可動性をもたせている。

図 4.22　テープ固定の方法

c. 用具のパッケージ化

採血に用いる用具は，採血針，採血管，駆血帯（採血する部位の血管を怒張させるために圧迫・締め付ける用具），消毒剤（アルコールなど），止血用テープなどがあります。最近では，血液を介した感染防御の観点からディスポーザブル（one use）としてパッケージされた図4.23に示すような商品があります。この

ようなパッケージ製品を利用すると，必要なものが一度に準備でき，取扱いも便利です。また物品の準備のし忘れをすることもなく，準備から後片付けまでの時間短縮にもつながります。ただし，使用した物品は医療廃棄物とされ，これらの増加は環境汚染との関連から懸念される状況もあり，効率化と自然破壊については紙一重な部分があります。

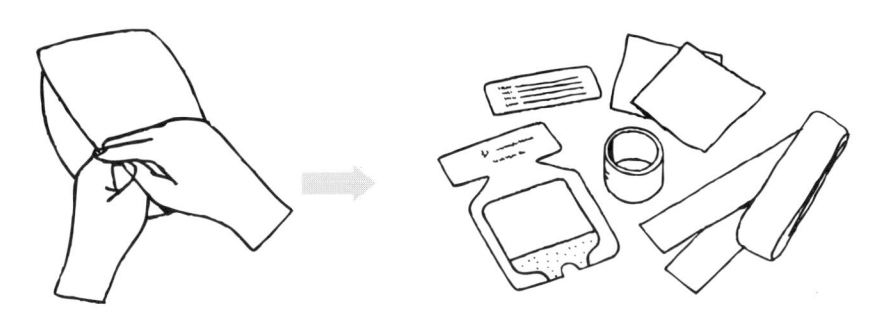

図 4.23 採血用具の商品例

4.3 患者・看護師を取り巻く環境と設備

　ここでは，身体機能の低下や障害を有する方にとって，病院施設内での設備や備品がどのように設置・利用されているか，あるいはどのような工夫をして利用されているかについて説明します。

(1) 利用者の安全に配慮したベッド高さ

　病院や介護施設で使用されるベッドは，利用者の動作しやすい高さで用いられており，ベッドの乗降時における転倒予防の観点からも重要です。ベッドの高さ設定は，図 4.24 に示すように，ベッドでの端座位になったときに，床面に足底全体が着地し，立ち上がるときに十分に力を発揮できる高さがよく，高齢者や小柄な方には床面から 30〜35 cm の低床ベッドも用いられています。このような低床ベッドでのケアでは，介助者が前屈姿勢をとりやすくなりますので注意が必要です。一方，重症・重篤な状態にある患者さんが入院する ICU（集中治療室）

ポイント
膝や太ももの力を発揮できるように十分な屈曲位をとれること

ポイント
足底が接地していること

図 4.24　安全に配慮したベッドの高さ

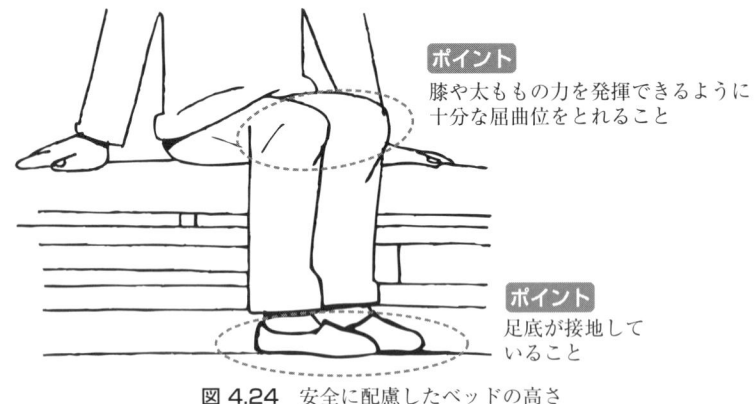

で使用するベッドでは（図 4.25），むしろ医療処置を施しやすいように，ベッド幅が狭く，高さが高いベッドが用いられています。こうしたベッドの利点は，前屈姿勢にならなくてもベッド上でケアが行いやすいことです。

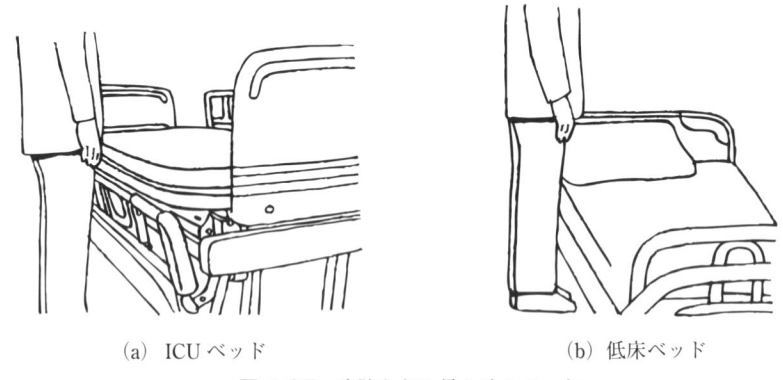

(a) ICU ベッド　　　　(b) 低床ベッド

図 4.25　病院などで見かけるベッド

(2) 介助者の安全に配慮したベッド高さ

立位姿勢での処置や介助を行うには，上腕を伸ばして作業できる腰付近の高さが効率がよいといえます。図 4.26 は，寝ている人の上半身を抱えて起こし上げ

る介助（長坐位に起こす介助）に対する上腕の作業量を比較したものですが，介助者からは，身長の45%以上の高さが力を発揮しやすいベッド高さであると報告しています[11]。

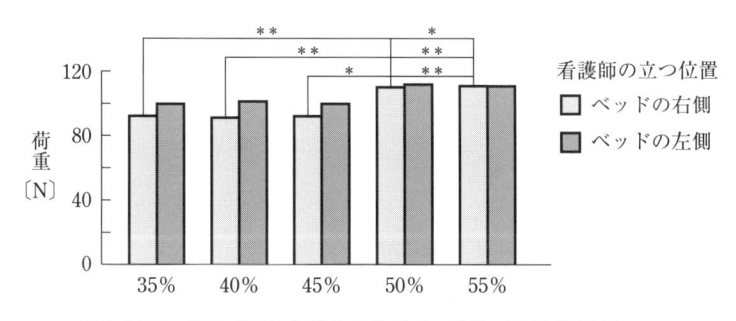

図 4.26 体位変換における最大荷重の比較（熟練看護師）

一方，低床ベッドでの作業は前屈を招きやすく，腰部への負担も大きくなることが問題です。立位姿勢での椎間板内圧を基準とした場合，前屈姿勢は1.5倍，前屈姿勢で重量物を持ち上げると2.2倍にもなるといわれています。ベッド上の臥床者に行うさまざまな生活の援助（体位変換や排泄の介助，衣服の交換や身体を拭くなど）では，ひと手間ではありますが，ベッド高さを調節することで，介助者の前屈姿勢や中腰姿勢を回避し，負担軽減を目指すことが大切です。

(3) 患者・利用者の自立を高める設備と補助具

a. スライド式ドア

病室やトイレのドアは，扉を手前に引いて開けるタイプが多いのですが，引き戸や扉が部屋の壁面に沿う形で移動するタイプ（図4.27）はユニバーサルデザインともいえます。車椅子を自力で操作して移動する場合を考えると，座席に座ったままの姿勢で扉を開けるのであれば，ドアノブを引いたり押したりして扉を開閉するよりも，扉をスライドさせて開閉するほうが使いやすいです。

b. トイレ

病院のトイレにも高齢者や障害のある方が使用しやすい工夫が導入されていま

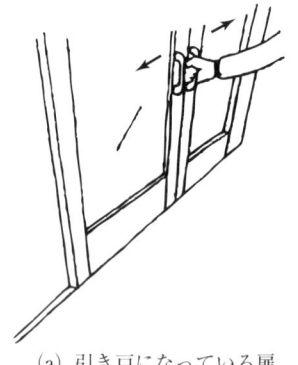

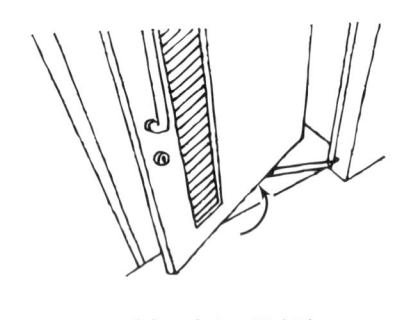

(a) 引き戸になっている扉　　　　　　　　(b) 回転して開く扉

図 4.27　開け閉めが容易なドア

す。手すり，ペーパーホルダー，ナース・コールが左右2ヶ所に取り付けられているのは（図4.28），どちらか一方の手足に運動麻痺があっても，健側を利用して手すりにつかまり移動動作を行ったり，ペーパー類も取り扱うことができるからです。こうした設備は，それを利用する人のADLを補助する重要な意味があります。こうしたトイレは，室内の空間が広く設計されており，車椅子から便座へのトランスファーや介助者の作業動線に考慮した構造になっています。

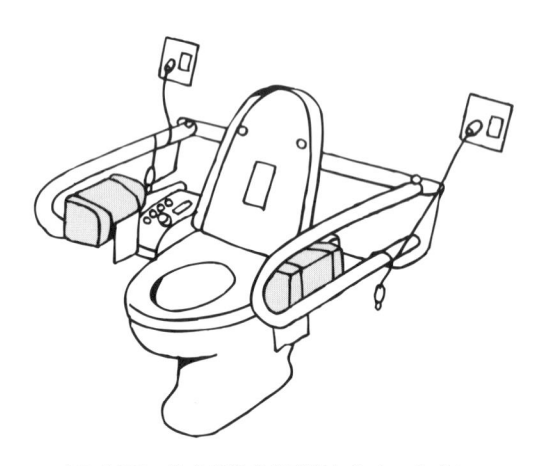

図 4.28　片麻痺患者が利用しやすいトイレ

c. 浴室・シャワー室

　立つことや歩くことが不自由でも，椅子に座ったままシャワーを浴びることができたり，車椅子あるいは臥床したままの姿勢でも入浴が容易に行える図 4.29 のような浴室や浴槽があります．しかし，このような大掛かりな改装をしなくても，図 4.30 に示すように，浴室に手すりをつけたり，浴槽への出入りがしやすくなる取っ手つきベンチや椅子を配備することでも入浴が容易になります．

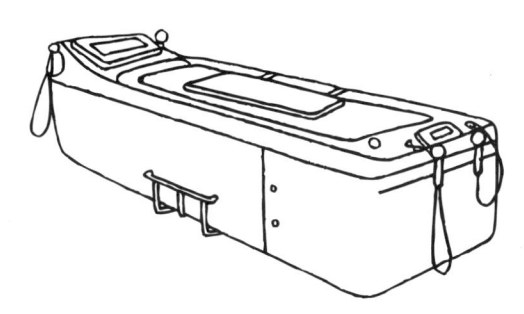

(a) 臥床したまま入浴できる浴槽

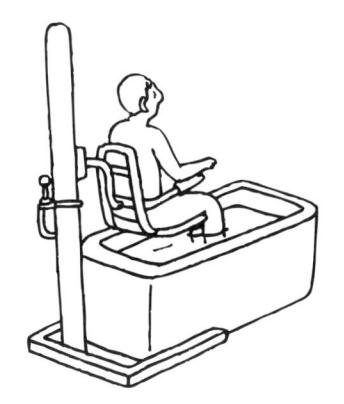

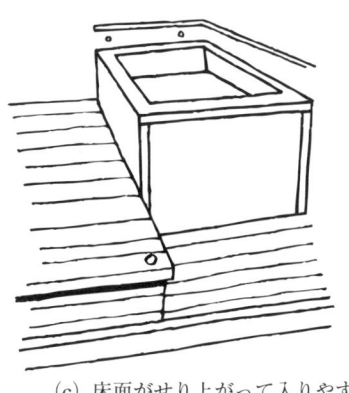

(b) 着座したまま浴槽に入ることができるリフト

(c) 床面がせり上がって入りやすい高さに調整できる浴槽

図 4.29　工夫された浴室・浴槽

d. 手すり・モンキーポール

　臥床姿勢から横を向く，寝ている状態から上半身を起こす，あるいは立ち上が

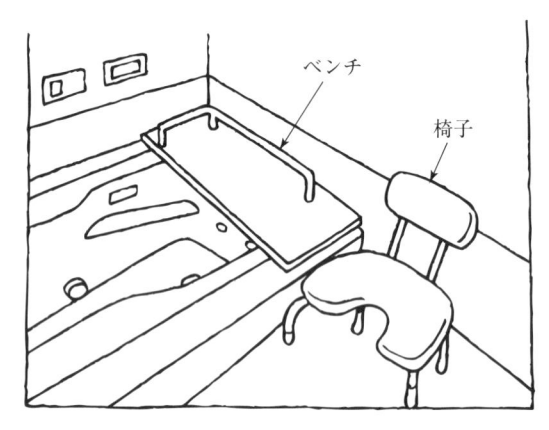

図 4.30　入浴の介護用品

る動作などが自力では困難な人もいます。脳血管障害や脊髄損傷が原因で運動麻痺がある方の起き上がりや立ち上がりを支援する際には，その人の残存機能を活かした動作の補助をすることが大切であり，さまざまな工夫があります。

　頸髄損傷では，損傷部位にもよりますが，上肢の残存機能を活用して側臥位や腰の挙上動作を補助することも可能です。少しでも移動動作に力を発揮してくれ

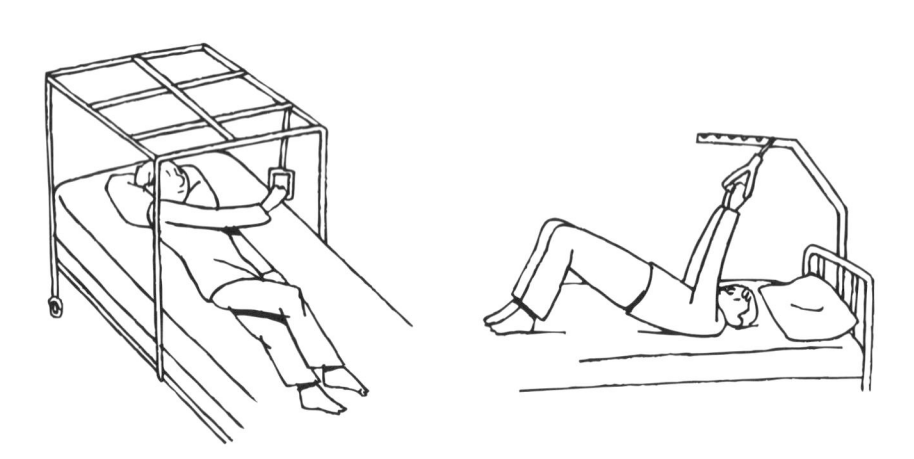

図 4.31　モンキーポールの利用例

ることは，介護者にとって大きな手助けになります。また，介助を受ける方にとっても自分の力を活かせることは喜びにもつながるものです。こうした方には，図4.31 に示すモンキーポールという補助用具が用いられています。これにつかまって横を向いたり，ベッドの下方にズレ下がった身体を上方向に移動することにも用いることができます。そのほか，車椅子へのトランスファー時の移動の補助にも使用されています。

e. 介護機器類の導入

　立つこと，座ること，歩くことは，私たちの日常生活の中では欠かせない動作です。これらの動作を補助する方法として，近年，病院や高齢者施設では移動動作をアシストする機器としてリフターが用いられています（図4.32）。機器類の操作については，操作者が取り扱いに慣れることは当然ですが，それを利用して移動の介助を受ける側にも身を任せるということを理解して動きに同調してもらう協力も必要です。そのため，使用前には十分な説明を行い，不安感を軽減しながら操作することが大切です。

　こうした介護機器の導入では使用する場所の環境整備は重要です。一般病室で

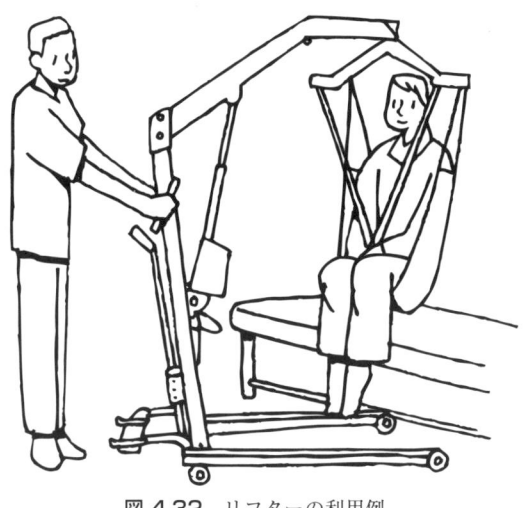

図 4.32　リフターの利用例

は1患者あたりの床面積を 6.4 m² 以上（個室は 6.3 m² 以上），介護老人福祉施設では入所者1名あたり 10.65 m² 以上と定められています。しかしその中には，床頭台などの備品，ロッカーや洗面台などを含んでもよいとされています。市販されているベッドの大きさが縦 2 m × 横 1 m 程度と考えると，一般病室はおよそベッド3台分のスペースといえます。リフターなど介護機器を利用するには，機器の設置スペースとともに操作するためにも十分なスペースが確保される療養環境が必要です。

4.4　看護・介護のための機器・補助具

(1) ベッドサイドで使う機器・補助具

　看護・介護のための道具・補助具から，血圧計，水温計と水銀体温計，電子体温計，ギャッチベッド，スライディングシートを人間工学的に分析してみましょう。

a. 血圧計

　ここでは血圧計を図 4.33 のように，身体にあて計測するための部分，計測のための数値を示す部分，計測を制御する部分，測定するとき血圧計を安定させ使用後は格納するそのほかの付属部分の4つに分けて考えていきましょう。

　身体にあてて計測する部分は，水銀血圧計のマンシェットです。マンシェットは血圧測定対象動脈（上腕ならば上腕動脈）を圧迫するために必要な長さと幅のものを使用します。幅が大きすぎても小さすぎても正確な値が得られません。長さは，標準的な日本人のサイズに合わせてマジックテープで固定するようになっています。やせすぎた人や太りすぎた人は標準的なマンシェットの長さや幅では合わない場合があります。マンシェットの中に入っているゴム嚢に空気を入れたり抜いたりすることにより計測します。

　計測のための数値を示す部分は，水銀血圧計の水銀柱です。水銀柱はマンシェット内のゴム嚢とゴム管でつながっており，ゴム嚢内の圧力を示しています。ゴム嚢内の圧力は水銀柱の横にある水銀槽に伝わり，水銀槽内に溜められている水銀に圧力を伝え，それにより重力に逆らって水銀が水銀柱に押し出されるのです。

4.4 看護・介護のための機器・補助具

人視覚センサ
計測値を見る
全体を観察，情報収集する

身体にあてて計測する部分
マンシェット（圧迫帯）

計測数値を示す部分
水銀血圧計

血圧計を安定させ安全に格納する部分

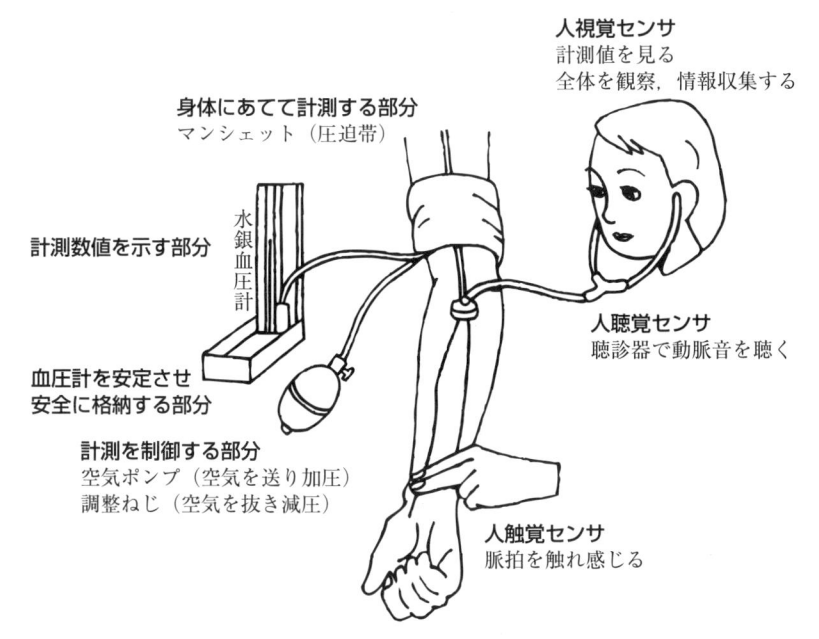

計測を制御する部分
空気ポンプ（空気を送り加圧）
調整ねじ（空気を抜き減圧）

人聴覚センサ
聴診器で動脈音を聴く

人触覚センサ
脈拍を触れ感じる

図 4.33 血圧計部分の機能分類

ここで数値を示すために水銀を使っているのもおもしろい点です。水銀と水の比重は 13.6：1 なので水銀柱でなく水柱だったら，血圧を測定するのに約 14 倍の長さが必要になります。水銀血圧計で 120 mmHg として測定できる圧力を水に置き換えると 163 cmH$_2$O になってしまいます。つまり 12 cm の水銀の高さとして測定できる圧力は，大人 1 人分もの高さの水に置き換えられます。一般的な水銀血圧計は 300 mmHg まで目盛りがありますが，それを水でつくろうとすると 4 m 以上の高さが必要になります。水銀という比重の重い液体がなければ，液体で血圧を測る道具を発明するのは困難だったに違いありません。しかし，このように血圧を水の高さに置き換えて考えると，血圧が高い人の血管にどれほど大きな負荷がかかっているか，実感としてわかるのではないでしょうか。

　計測を制御する部分は，水銀血圧計でいえばゴム球です。ゴム球がゴム管でマンシェット－水銀槽に圧力を加え，人がそれを制御することによって血圧計での

計測が可能となっています。しかし，ゴム球は加圧・減圧を操作する道具で，本当の制御機関は人です。手を脈に触れたり，耳で音を聞いたりして，加圧・減圧のタイミングを決め，指で操作していきます。人が制御機関として機能するよい点は，ちょっとした変化であれば，即座に行動を修正して状況に合わせられる点です。自動血圧計は大きく分けると，制御のために音センサを用いている場合と振動センサを用いている場合があります。また加圧・減圧の制御はあらかじめ決められているプログラムで行うので，ちょっと手が動いてマイクロフォンとの接触位置がずれたりよけいな振動が伝わったりすると，うまく測れずエラーや測り直しになってしまうことがあります。自動血圧計の動作は，あらかじめプログラムされていた以外の出来事に機敏に対応したり，あいまいなことに適応して反応するのは不得意です。表4.2に，人間と機械の比較表を示します。人が得意なこと，機械が得意なこと，それぞれがわかるでしょう。血圧計を制御しながら血圧測定をする場合，熟達者の素早いフィードバック・判断・調整機能は実に偉大に機能するのです。

　そして，血圧計を安定させたり，安全に収納しておくためにその他付属部分がついています。使用するときには，ケースは水銀柱を垂直に立て安定させておく役割を果たしています。安定させる役割がなければもっと軽い素材でかまわないはずです。また，もし水銀計測部分がしっかり垂直に立っていなかったら，正確に測定することはできませんし，危なくてしかたがないに違いありません。そして収納するときには，ケースはガラス製の水銀柱を保護し，マンシェット・ゴム球・ゴム管をコンパクトに収納する役割を持っています。

　収納で忘れてはならないのは水銀槽と水銀柱の間にあるコックです。水銀槽に水銀を収納した状態でコックを閉めることにより水銀柱に水銀が残り，振動により点在化することを防止します。水銀柱に水銀がとぎれとぎれに残っていても，使うときに叩いて集めればいいと思ってはいませんか。確かに運よくガラス管の中にだけ水銀が飛んでいたのならば，使う前にトントン叩くだけで大丈夫です。それでは，ガラス管の下は水銀槽につながって閉じていますが上はどうなっているか，さらによく見てみましょう。ねじがついています。図4.34のようにねじ

表 4.2 人間と機械の比較
(a) 機能上の特徴

項　目	人　間	機　械
融通性	大	小
パターン認識能力	大	小
創造能力	大	小
総合的判断力	大	小
適応能力	大	小
多目的行動	可	不可
疲労性	大	小
物理的出力	小	大
連続稼働性	小	大
高速度化	小	大
錯覚	大	小

(b) 構造上の特徴

項　目	人　間	機　械
姿勢	変えることができる	固定的である
方向性	ある	なくすことができる
移動性	下肢で可能	多くは固定的
傷害（破壊）	ある	可能性あり
構造	ある程度変化する	大体一定不変
再生性	つくりかえることは不可能	つくりかえることが可能
保守・看視	あまり必要としない	必要である

正田亘「増補新版人間工学」恒星社厚生閣, 1997

を回して開けてみるとその下は紙やフェルト状のフィルターがついています。空気を通す紙やフェルトがガラス管の上にしっかりついていることによって，水銀血圧計は大気圧に対して開いた状態でありながら，脈拍1拍ずつの揺れが小さくなり測定しやすくなっています。ですから，運悪くガラス管の中にあった水銀が一番端のねじのところまで動いてしまって，フィルターの隙間に引っかかってし

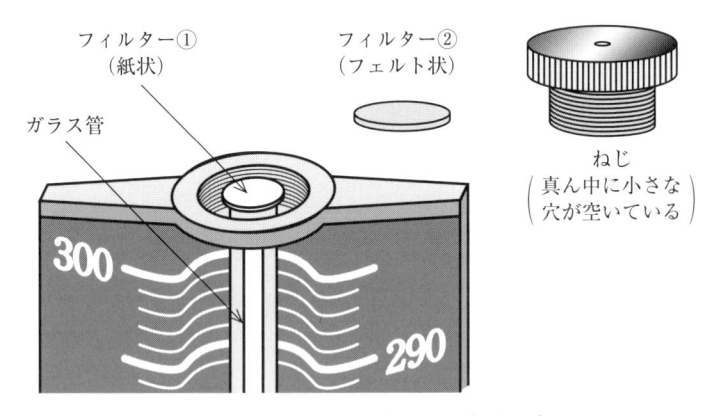

図 4.34 水銀血圧計の上部（分解図）

まうと，ガラス管に水銀が見えないので何も問題がなさそうでも，引っかかった水銀がフィルターをふさぎ，血圧測定不能の状態に陥ってしまいます。水銀に直接触れたり吸入したり水銀暴露を起こさないためにも，水銀は水銀槽に必ず収納してほしいのです。また，水銀血圧計はまもなく製造・輸入が終了します。現在では医療用電子血圧計を使用するのが一般的です。

b. 水温計と水銀体温計

　小学校の理科実験で使った水温計と，水銀体温計を比べて考えてみましょう。水温計は 30 cm 程度の長さがあります。水銀体温計は 10 cm 程度の長さです。どちらも一番下に液がたまっていて，その上に目盛りがふってある計測部分のガラス管があります。中の液体は，通常の測定温度範囲では液体である必要があります。沸騰して気体になってしまったら，測定装置としての使用が不可能になってしまいます。また，測定温度範囲では温度の上昇・下降時の液体の膨張率が一定していることが望ましいでしょう。もし膨張率が一定でなくても決まった変化をするならば，管の太さか目盛りの振幅を調節すれば温度計をつくることは，理論上では可能です。しかし，それではつくるのに手間がかかって費用が割高になったり，ちょっと目盛りを見た人は勘違いしてしまいかねません。

　水温計と水銀体温計の大きな違いは，水銀体温計は測定部位からそれを離しても目盛りを見ることができる工夫がなされている点です。水温計は 60℃ の湯に

水温計をつけているときは 60℃ を示しますが，取り出すとすぐに下降し，だんだん室温に戻っていきます。それに対し，体温計は取り出しても，本当は室温に近づいていくはずなのに，体温計の水銀表示は下がりません。図 4.35 に示すように体温計には「留点」があるため，水銀表示が止まっているのです。留点は水銀体温計の小さくびれた部分です。測定するときに水銀が膨張するとふくらんで体温計の目盛り側に移動します。しかし，体温を測り終えて取り出したとき，留点に引っかかってそれ以上は戻ってこないのです。留点に引っかかった測定部分の水銀を戻すためには力が必要です。遠心力を利用して要領よく振らないと，ただ力任せに振っても体温計の表示側の水銀はうまく下がりません。水銀を下げるために苦労した経験のある人も多いのではないでしょうか。体温表示を下げるときの扱いにくさや破損したときのガラス・水銀の取り扱いの問題から，電子体温計が普及してきました。「留点」というすばらしい発明によって実現した水銀体温計を使うことはなくなっていくでしょう。

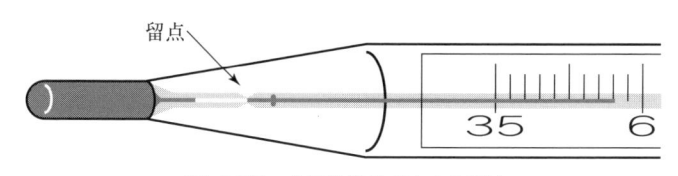

図 4.35　水銀体温計が止まる理由

c. 電子体温計

電子体温計は体温センサーであるサーミスター，電源，制御部から構成されています。サーミスターに電気が流れるときの抵抗が温度によって変化することを利用すると，温度を電気で測定することができます。しかし，ほとんどの電子体温計は純粋に温度を測る以外の機能を持っているので，電子体温計として重宝されています。それは，図 4.36 のように最初の数 10 秒程度（商品により異なる）の腋窩における温度上昇の傾向から，その人の体温を予測するプログラムを使い，予測体温を計算し，表示してくれる機能です。測定した値そのものではなく，数分後に到達するであろう「体温」を予測して表示しているのです。

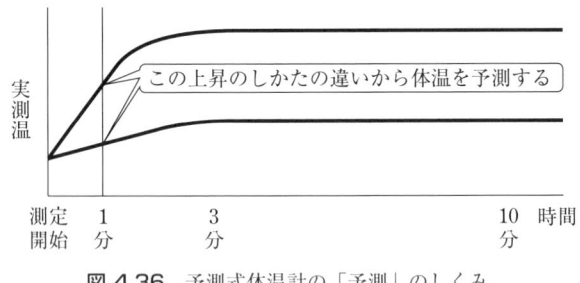

図 4.36　予測式体温計の「予測」のしくみ

　ところで，皮膚の表面の温度を測ってそれを「体温」であるという人はいません。それでは腋窩温度が，腋窩の皮膚表面温度ではなく「体温」であるというためには，どのような条件が必要でしょうか。腋窩の皮膚が密着していて，腋窩動脈の血液が測定部周辺を十分温めている必要があります。室温の状態にある水銀体温計を腋窩にはさんで体温を正確に測定するためには，10分測定することが望ましいとされています。それを考えれば，測定部を十分温めるのに最低でも3分程度，できれば5分程度，本当ならば10分はじっと体温計を腋窩にはさんでいなければならないのです。体温予測ができるという小さなコンピュータのおかげで，10分間じっと動かずに我慢している必要がなくなったのです。

d. ギャッチベッド

　ベッドといえば，いま一般に使用しているベッドはギャッチベッドなのではないでしょうか。ギャッチベッドとは，頭や足を上げたり戻したりすることができるベッドボトム機能を持っているベッドです。図4.37のようなベッド全体の上げ下げ可能なハイ・ロー機能がついているベッドも一般に普及しています。

　ハイ・ロー機能は，看護・介護をするときの姿勢や動作を考えると欠かせない機能です。ベッド上で臥床している人の身体ケアをするときには，介護者は脊柱をまっすぐに起こし，腰を強く曲げない姿勢が望ましいので，ケアするときは介助者の腰の高さに合わせたベッドの高さが必要です。一方，ベッドの乗り降りの介助など，ベッドに寝ていた人の足がしっかり床につく必要もあります。もしベッドが高すぎたら，ベッド端に座ったときにすべり落ちてしまうことになりかねま

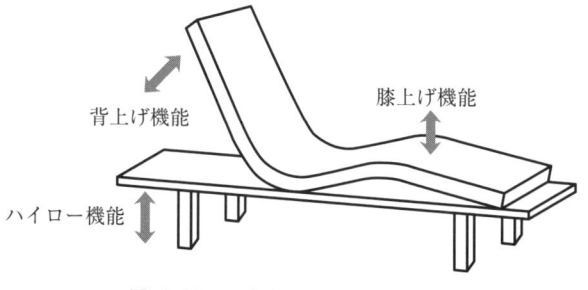

図 4.37　一般的なギャッチベッド

せん。ここで，ハイ・ロー機能が役に立ちます。ケアするときにはケアする人に合わせた高さにして介護する人にやさしく，自分で立ち上がるときには足底がしっかり床について安全を確保し利用する人にやさしく，そのとき・その人に合わせるための機構です。

　ギャッチベッドの背上げ・背下げ機構と足上げ・足下げ機構は，一般的には片方ずつしかモーターが動かない構造になっています。背を上げてから足を上げるか，足を上げてから背を上げるか，迷うのではないでしょうか。背を上げたり足を上げたりすると，ギャッチベッドからマットレスそして身体へと，折り曲げる力が働きます。身体は，マットレスにつぶされるように内側に折り曲げられてしまいます。ところが，皮下組織や筋肉は押されると弾力性があるので変形できますが，骨格はそうはいきません。結局身体は内側から外側に押し出されてしまいます。ギャッチベッドの折れ曲がる位置と臥床位置によって，大きく力を受ける場所とすべっていく方向は異なります。ギャッチベッドを上げることは，実は身体に負担がかかっています。自分で体を動かせる人は背中を左右・上下にゆすればすぐに苦しさからは解放されますが，自分で動くことのできない人にはずっと力がかかったままになってしまいます。腰の屈曲部がベッドの蝶番とあった位置であれば，足を上げてから背を上げるほうが身体に感じる圧迫感が少ないことを体感できます。また，足を上げ，背を上げて，すこし背を多めに上げておいて，背を下げて高さを調整するか，肩から背中を浮かせるかして，ギャッチベッドによって背中が押された力を取り除くのが望ましいのです。

ベッドボトムの背割りやベッドの上げ戻し機構は，ベッドが普及した初期から大きく改善しました。腰に蝶番があって腰から下と背の2枚の背上げのみの構造から，背・大腿部・下腿部の3枚構造，背・腰・大腿部・下腿部の4枚構造と改良されました。連結部の構造も，1点を中心に回転する蝶番方式の構造から，伸びながら曲がり縮みながら平らに戻る機構が製品化されています。背上げ・背下げを制御して人にやさしい背上げ・背下げを実現するプログラム内蔵の電動ベッドや，さまざまな改善，高機能ベッドが誕生しています。ベッドの足上げ位置が背の小さな高齢者など個別の状態に合っているかをしっかり確かめて使用する必要があります。どんなによいベッド（道具）でも，その人にあった使い方ができるかどうかは，道具任せにするのではなく，最終的に人がよく見て確かめることが必要なのです。

　ベッドに取り付けるベッド柵や立ち上がり補助バーなど，安全で自立した生活を支援する機器も数多く開発されています。ベッド上で生活をする人にとっても，ケアをする人にとっても，やさしい生活が保てるように道具も進化しているのではないでしょうか。

e. スライディングシート

　スライディングシートは，すべりのよい低摩擦面と，力を受け止める摩擦面の2面構造を持っています。

　低摩擦面は摩擦係数0.2〜0.4程度です。滑らかな面どうしを摩擦面にしてものを引いたり押したりするときは，動かすものの重量の20〜40%の力で動かすことができるので，軽く動かせるのです。一方力を受け止める摩擦面のほうは，動かすものがスライディングシートからずれないように摩擦力を保っているのです。

　スライディングシートのもう一つのよい点は形が自由に変えられるところでしょう。しわしわに丸めて差し込み，身体の下で低摩擦面のすべりを利用しながら広げたり，その逆に1ヶ所に寄せてまとめてから引き抜くこともできます。

　全身の下に敷くタイプ，上半身あるいは下半身など身体の部分に敷くタイプ，介助者の腕にはめるグローブタイプなど，摩擦軽減道具のバリエーションはさま

ざまです。1枚あると便利な道具です。

(2) 人間工学の実践とユニバーサルデザイン

ここで少し，看護と介護を離れますが，「ユニバーサルデザイン」という用語をご存知ですか。ユニバーサルデザインは，1990年にアメリカのロン・メイスによって新しくつくりだされました。ロン・メイスは国際的に認められた設計者・教育者でした。彼が提唱した「ユニバーサルデザイン」は，年齢・能力・健康の状態に関わりなくすべての人にとって，製品や建築環境が美しく，できるだけ広い領域で利用しやすいものであるように設計するという考え方を表明しています。

ユニバーサルデザインという言葉は，「バリアフリー」という言葉と比較・混同されがちです。ここで簡単にその違いを説明すると，バリアフリーは「高齢者・障害者のさまざまな障壁（バリア）を取り除き，健常者との生活上の差別をなくしていく」という考え方で，もともとは床の段差をなくすなどハード面（施設）の色彩が強いのですが，広義には障害者の社会参加を困難にする障害（偏見など）の除去という意味で使われています。それに対して，「ユニバーサルデザイン」の基本姿勢には障害という考え方はなく「より多くの人が使いやすい」ということです。例えば，回転式の水道の蛇口をレバー式に代えることはバリアフリー，また手を感知して水が出るセンサー付の水道はユニバーサルデザインといえます。

このようなユニバーサルデザインの開発過程には人間工学の知恵が大いに活用されています。今後多くの高齢者が活発に活動を維持するために，町中がユニバーサルデザインによる設計であってほしいと思います。

a. ボールペン

世の中はボールペンからパソコンへ大きく移行してしまいましたが，皆さんはどのようなボールペンを愛用していますか。できれば書きごこちのよいボールペンを使用したいものです。より多くの人が，書きごこちがよいと感じるものを科学的に追求するときに人間工学の要素がふんだんに使われています。

図 4.38 は，ボールペンを持つ指や手の姿勢ですが，この姿勢は人間工学の視

第4章 人間工学を看護・介護に活かす

図 4.38 ボールペンを持つ手の姿勢

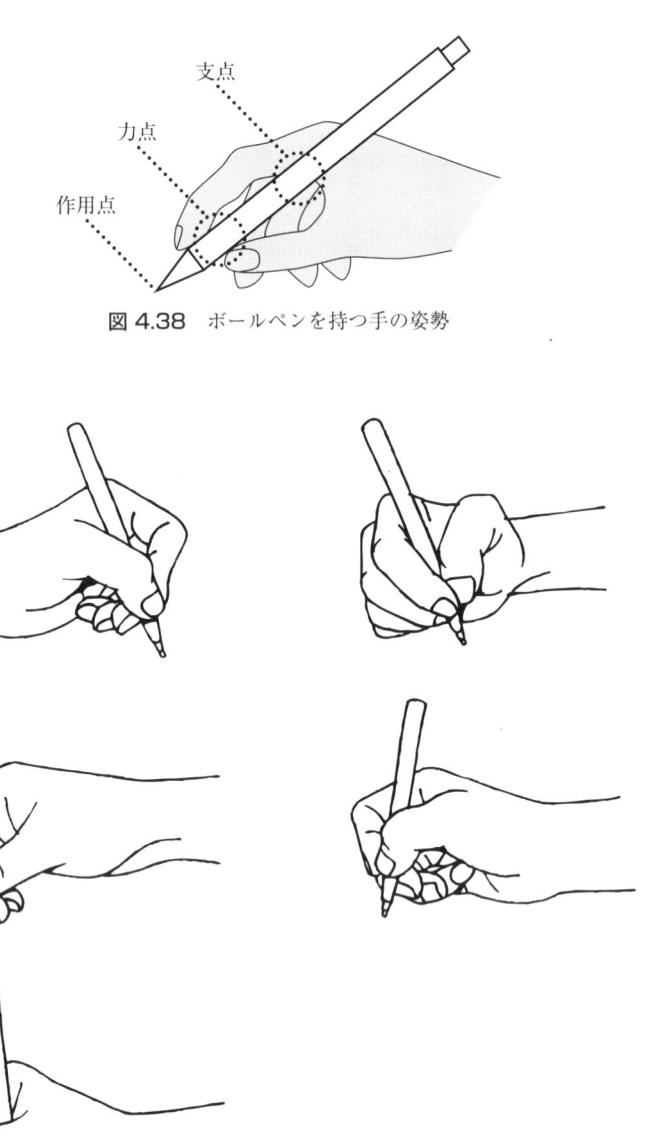

図 4.39 ボールペンを持つ手の多様性

点で見ると，指でつかむグリップは力点，筆記用具を支える場所は支点，字を書く点は作用点となります。力点であるグリップは太すぎず，細すぎず，軸本体が三角形であるものやソフトなものが好まれます。重心は力点のそばにあり，支点に重みが過剰にかかると疲れやすくなります。また図 4.39 のようにボールペンの持ち方はさまざまです。ユニバーサルデザインの開発過程では，多くの人のボールペンを持つ指や手の姿勢を，力点であるグリップ径や支点の重みなどから解析して，すべての人が書きごこちがよいと感じるボールペンを開発しています。

b. 坐剤

　次に，日本人の隠れた国民病といわれている痔に対する痔用薬の形状の開発過程について説明します。痔は，ある大学病院の成人男女 1 万人を対象とした調査によると，約 4 人に一人が過去，現在に痔の経験があると答えていたそうです。ところが，痔は肛門の病気だけに，「恥ずかしい病気」「人に知られたくない病気」と思っている人が多く，痛みや自覚症状があるにもかかわらず，放置してしまう例が多いそうです。

　さらに坐剤は，ほかの飲み薬や塗り薬と違って肛門に挿入するため，恥ずかしい気持ちが先行して，購入しにくい薬品です。そこで坐剤は，薬のイメージも重視する必要性がありました。そこでまず坐剤の注入軟膏の容器の色に注目しました。色彩はデザイン制作上，重要な構成要素の一つです。いまテレビなどで放映されている軟膏の色は，アイボリーのような淡い暖色系の色だと思います。ところがそれまで注入軟膏の容器の色は白でした。一つの色を見たときや色名を聞いたとき，好きとか嫌い，嬉しいとか悲しいなどの感情を伴ったイメージを心に描きます。それを色の感情効果といいます。特に，男女差・老若を問わず共通する感情をその色に対する固有感情といいます。白は病院の色であり清潔な色です。それに対して，10 代から 70 代まで 381 名に「坐薬の容器として使用したい色は何色ですか」「医薬品として効力がありそうだと思う色は何色ですか」「購入しやすい色は何色ですか」など，実際に色見本を見せながら選んでもらいました。その結果を図 4.40 に示します。アイボリーは効果がありそうな色であり，購入したくなる色であるということが，このアンケートでわかりました。おもしろいこ

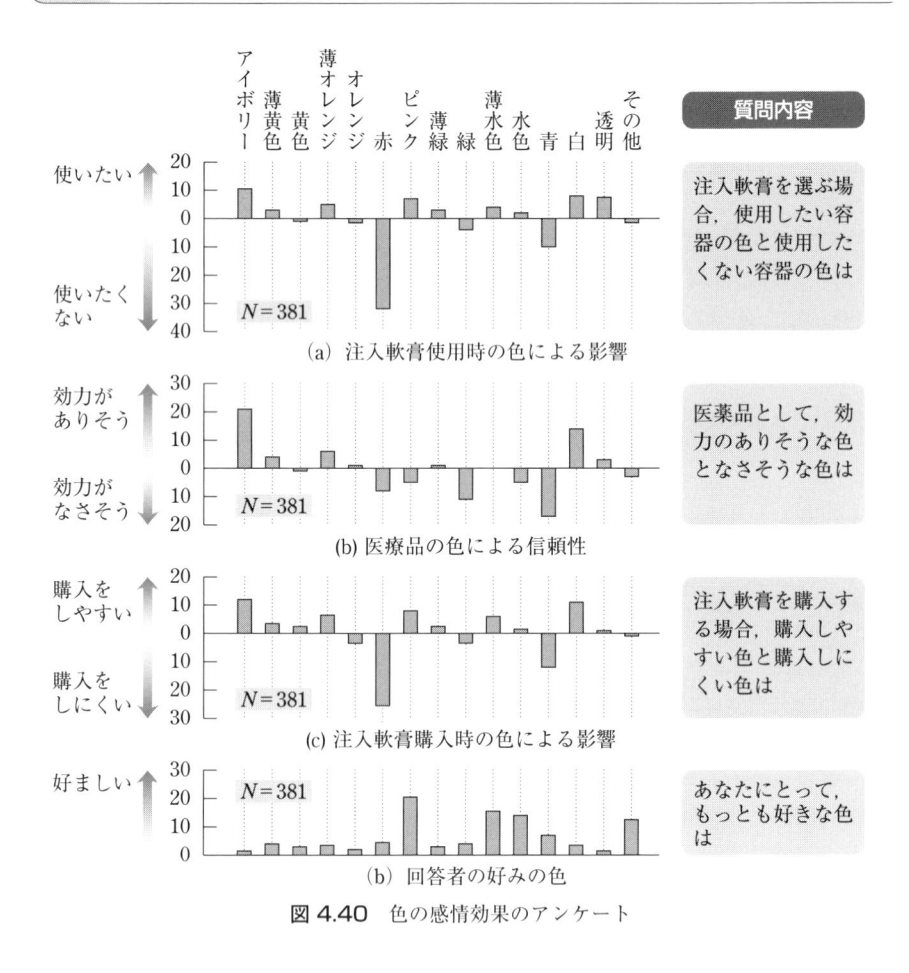

第4章 人間工学を看護・介護に活かす

図 4.40 色の感情効果のアンケート

とに，「あなたの好きな色は何色ですか」と好きな色も選んでいただきましたが，好きな色と坐薬の色として好ましい色とは，まったく一致していませんでした。今後，この色彩もユニバーサルデザインの考え方を導入して，検討していかなければならない対象です。好きな色が，ユニバーサルデザインの考え方にかなった色とは限らず，すべての人が難なく見分けることのできる色の組み合わせや，多くの人がいだく色のイメージにかなった商品など，色に対する見識が必要です。さらに，デザイン制作者の眼で色の効果を確認するだけでは，だれにでも使いや

すくわかりやすいデザインには結びつきません。人間工学の支点からの評価が必要だと思います。

c. 鑷子と鉗子

　皆さんは鑷子を使われたことがありますか。鑷子というと専門用語ですが，簡単にいうとピンセットです。病院でよく使うのは図 4.41 のような形をしています。この鑷子の特徴として，手で持つ部分が汗をかいてもすべらないように，ギザギザになっています。さらに，先端の綿球やガーゼをつかむ部分がすべらないように細かい溝がついています。また，日本人はお箸を持ち慣れているので，鑷子の長さはお箸くらいになっています。外国で汎用されているものより，少し長めのようです。しかも病院では女性の看護師が使用することが多いので，男性のお箸の長さより少し短めに工夫されています。

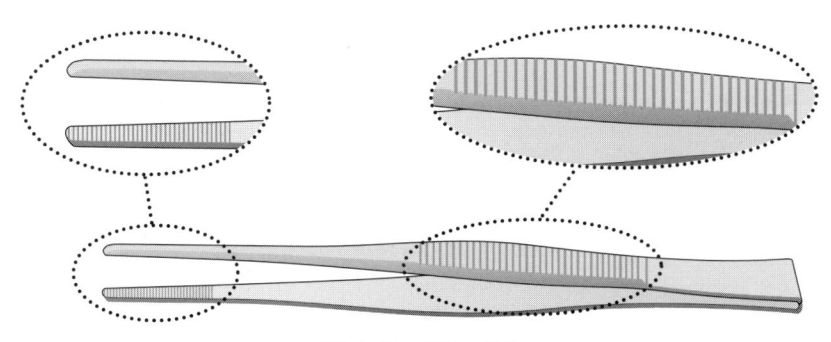

図 4.41　鑷子の特徴

　鑷子の役割として，一つは指や手で直接触れると，触ったものが不潔になるような場合に鑷子を使用します。消毒用の綿球をつかんで創傷を消毒したり，清潔なガーゼをつかんだり，吸引チューブを持って気管内の吸引をするような場合です。もう一つの役割として，そっとやさしく持ちたいような場合です。強い力が必要な場合には図 4.42 のような鉗子を用います。

　ここで，鑷子と鉗子のしくみの説明として，再び「てこの原理」から説明します。てこの利用によって，大きなものを少ない力で動かすことができたり，逆に，小さい力を加えることができるのはご存知だと思います。てこには「力点，支点，

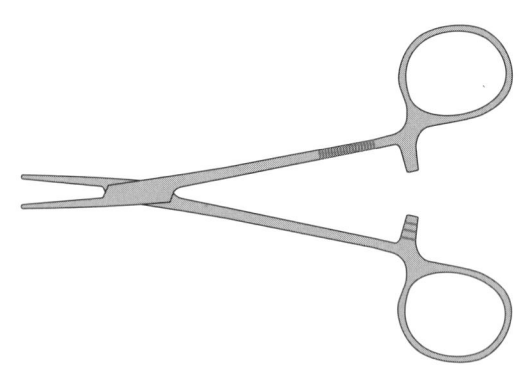

図 4.42　鉗子

作用点」の3つがあり，力点は力を加える場所，作用点はものを動かす部分，支点はてこを支える部分で，この支点の位置を固定して，しかもてこが回転できるようにしておきます。

　てこの力を大きくする場合は，図4.43(a)のように力点と作用点の間に支点を置きます。力点を右側とした場合は，右から「力点，支点，作用点」の順になります。すなわち鉗子（図4.42）ははさみのような形をしていますから，手で持つところが力点です。そしてものをつかむ場所が作用点です。力点と作用点の間

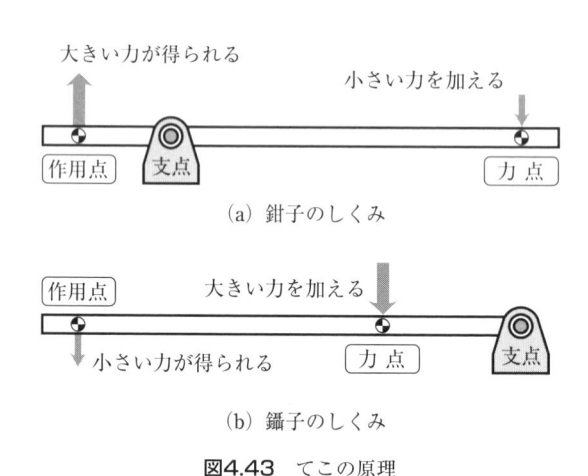

(a) 鉗子のしくみ

(b) 鑷子のしくみ

図4.43　てこの原理

に支点があるので，大きな力が得られます。そこで鉗子は，傷口を縫合するときに，針をしっかり持つような場合に使用します。

つぎに鑷子のしくみの説明ですが，鑷子のように細かく，小さい力を加える場合は，図 4.43(b) のように支点を力点と作用点の外側に置き，支点に近い場所に力点を置きます。傷口をしっかりごしごしと洗浄もかねて消毒したいような場合には鉗子を使って綿球を持つこともありますが，傷口は痛いものですから，そっと触ってもらったほうがよいでしょう。そこで鑷子を使って力加減を微妙に調節しながら，傷口の消毒洗浄を行います。

大きなものを小さい力で動かす仕組みを使っているのが，くぎ抜き，洋はさみ等です。そして小さい力を加えることができるものが，ピンセットや握りこんで使用する和バサミです。

このような原理で，医師や看護師は，軽くそっとつかみたいものには鑷子，重くてぎゅっとつかむ必要があるものは鉗子を使います。

[参考文献]

1) Hatch Frank, Maietta Lenny, 澤口裕二訳『キネステティク健康増進と人の動き』日総研出版, 2004
2) Hatch Frank, Maietta Lenny, Schmidt Suzanne, 澤口裕二訳『看護・介護のためのキネステティク』日総研出版, 2003
3) 英国腰痛予防協会編, 加藤光宝監訳『患者移動の知識と技術』日本看護協会出版会, 1997
4) 正田亘『増補新版　人間工学』恒星社厚生閣, 1997
5) 野呂影勇編集『図説エルゴノミクス』日本規格協会, 1990
6) 島津晃・西村典久『LSC双書　増補改訂版　労働の原点「立ち居・振る舞い」のすべて——作業姿勢・動作の図説』労働安全衛生研修所, 2000
7) 労働省労働衛生課『腰痛予防管理者用労働衛生教育テキスト「職場における腰痛予防対策マニュアル」』中央労働災害防止協会, 1996
8) 佐藤和艮『看護学生のための物理学』医学書院, 2000
9) 小野田千枝子監修『実践！フィジカルアセスメント——看護者としての基礎技術』

金原出版，1998
10) 内藤真知子，中澤亜理，山元宏一「サージカルテープを用いたチューブの固定方法に関する研究——テープの剥がれとチューブの抜けに注目して」，『日本人間工学会誌40』2004
11) 鈴木玲子，小川鑛一「体位変換時の介護者の負担——ベッド高さによる比較検討」，『労働の科学』vol.57（8），2002
12) 日本医療福祉建築協会『医療・高齢者施設の計画法規ハンドブック』中央法規，2005
13) 平田雅子『Newベッドサイドを科学する』学習研究社，2000
14) 労働省労働衛生課『腰痛予防管理者用労働衛生教育テキスト　職場における腰痛予防対策マニュアル』中央労働災害防止協会，1996
15) 鈴木浩明『快適さを測る——その心理・行動・生理的影響と評価』日本出版サービス，1999
16) 堺章『新訂　目でみるからだのメカニズム』医学書院，2000
17) 正田亘『増補新版　人間工学』恒星社厚生閣，1997
18) 小川鑛一，鈴木玲子，大久保祐子，國澤尚子，小長谷百絵『看護動作のエビデンス』東京電機大学出版局，2003

章末問題

4-1　更衣のときどのような動作を行っているか，説明しなさい。

4-2　作業姿勢について，空欄にあてはまる語句または数値を入れなさい。

(1) 看護や介護現場では（　ⓐ　）姿勢になることも多く，腰部負担については注意が必要である。

(2) 椅子に座った姿勢の方の足浴を介助する場合，介助者が片膝をついた姿勢をとると，（　ⓑ　）が広くなり作業姿勢が安定しやすい。

(3) 立位姿勢で，荷物を持ち上げたり，おろす動作を行う場合，（　ⓒ　）の高さがもっとも大きな力を発揮できる。

(4) 心臓マッサージを行う際は，水平な場所に（　ⓓ　）の姿勢をとらせ，胸部に対して（　ⓔ　）方向に圧迫する。

(5) 心臓マッサージの作業姿勢は，ベッドの高さが（ f ）のが適切であり，ベッドの高さを変えられない場合は（ g ）を使用する，あるいはベッド上に乗るとよい。

(6) 上腕の肘を伸ばし，肩の高さでの関節可動域は，胸の方向に（ h ）度，背部方向には（ i ）度の範囲である。

(7) 立位姿勢で体位変換を行う場合，身長の45％以上のベッド高さは，立位時の（ j ）とも一致する。

4-3 ベッドサイドで使う機器・補助具について，空欄にあてはまる語句を入れなさい。

(1) 血圧計は，（ a ）にあてて計測するための部分，計測のための（ b ）を示す部分，計測を（ c ）する部分，血圧計を安定させたり収納するためのその他の（ d ）部分により構成されている。

(2) 水銀体温計には（ e ）があるので，腋窩から取り出しても体温を表示している。

(3) 多くの電子体温計は，最初の数十秒で体温を（ f ）して表示している。

(4) ギャッチベッドで背上げや背下げをしたままでは，身体に力がたまるので，ベッドから（ g ）たり，ギャッチベッドの背を（ h ）たりすることにより力を取り除く。

(5) スライディングシートの（ i ）面をうまく利用すると，重量の20〜40％の力でものを動かすことができる。

4-4 キネステティクの援助の考え方について簡単に説明しなさい。

4-5 ユニバーサルデザインについて，バリアフリーとの違いを例に挙げて説明しなさい。

第 5 章

看護・介護における情報・安全・教育について

　情報はどの分野でも重要です。人の命をあずかる看護・介護の分野における情報は，ほかの分野以上に重要な役割を果たします。この大切な情報というものを工学の分野と対比させて説明します。つぎに，看護・介護の安全について考えます。ここでは，ME機器の操作ミス，血液や薬液注入管の接続ミス防止のための人間工学的アイデアを紹介します。最後に，看護教育の中に人間工学を取り入れたケーススタディとしての成果を紹介します。

5.1　情報の伝達と人間工学

　情報といえば，ラジオ放送，テレビ放送，新聞，雑誌などをまず思い出します。また，通達，お知らせ，講義，ニュース，号外，伝言などといろいろな情報があります。この情報は簡単にいえば「知らせ」のことです。電子工学，コンピュータ技術など工学技術が発達したお陰で，この知らせを伝える通信は素早く，容易に行えるようになりました。動いている乗り物の中からでも話せる携帯電話が発達し，情報の送受は個人レベルで行えるようにもなりました。
　ここでは，情報とは何か，その情報が看護・介護でどのように使われているかについて考えてみましょう。

(1) 情報とは

　情報というのは，情報を送る側と受ける側とに共通した約束が前もってしてあることが必要です。また，情報が相手側に伝わるためには，情報を送るための何

らかの媒体を変化させることも必要です。ここで，約束というのは情報を送る側とそれを受ける側の取り決めです。例えば「富士山」という文字をある人が紙に書いて，それをほかの人に見せたら静岡県にある富士山を思い出せるというように，その文字を書く人，それを見る人が共通のイメージを抱くことが必要です。富士山と書いたのに浅間山を思い出すようなら，山には違いありませんが，特定の山である富士山のイメージはお互いの間で異なっていることになります。したがって，それは情報ではありません。このように，ものにはすべてに名前がつけてあり，それを日本人であるなら日本語で共有できていることが必要です。「Mt. Fuji」と英語で書かれていたら，英米人ならそれは日本の「富士山」を思い出します。しかし，英語を理解できない人が見たら，その人にとって，未知なる符号の羅列であるとしか思えないでしょう。

　情報を伝達する場合には，音声や文字によるコミュニケーション，紙や磁気などによる記録，言葉や文字による申し送り，説明，案内表示，パンフレット，掲示板などが使われます。また，交通信号機のように光の色や点滅による情報伝達もあります。このような情報に前述の約束がなされていない場合には，それが音声であればうるさいと感じるノイズであるとか，あるいは文字であれば紙や表示装置に書かれた単なる模様のようなものとしか受け止められないでしょう。

　つぎに，媒体の変化について交通信号機を例に考えてみましょう。交通信号機の色は，赤色，黄色，青色と決まっています。赤→止まれ，黄→注意，青→進めというように約束がなされています。この約束を破ったら，交通事故が発生することは間違いありません。赤，黄，青という色は光という媒体でわたしたちの視覚に入ってきます。その光という媒体の変化があり，その光が赤色から青色に変わったので発進するという，上述の約束に従って自動車は運転されています。

　以上は媒体の変化として光を例に交通信号機について説明しました。情報の伝達（媒体の変化）は音声，文字，電気信号だけではありません。上述の光，色，音のほかにものの動き，煙，油圧，空気圧の変化も情報の伝達手段として使うことができます。コンピュータ内部では，電圧の有無（高低）をある約束のもとに超高速で変化させ，デジタル信号の処理がなされています。この電圧の有無が前

述した媒体の変化です。電圧ありを"1",電圧なしを"0"とし,この"1""0"の組み合わせで,例えば"11"という組み合わせは「ドア開」,"00"は「ドア閉」というように約束をしておけば,それはコンピュータ処理によるデジタル情報になります。

　以上のほかに,顔色を変えて相手に情報を伝えるということもあります。例えば,微笑みながらウインクをすれば事柄がうまく運んでいることが相手に伝わります。看護の現場で患者が病状という情報を顔の表情で発することがあります。患者が苦痛に満ちた顔をしているなら,その表情から看護師は病状に異変が起こったのではないかと推察し,その患者の苦痛を和らげる処置をする必要があります。顔色が赤ければ熱があるのではと推察します。このように患者の痛そうな顔,苦しそうな顔,楽しそうな顔,悲しい顔,怒った顔,恥ずかしそうな顔などの表情をくみ取り,看護師は患者の安楽を保証してあげることが必要です。

　以上のことから,情報とは「ある事柄についての知らせ」「判断を下したり,行動を起こしたりするために必要な種々の媒体を介しての知識」「事実,事物,過程,着想などの対象物に関して知りえたこと」「概念を含み一定の文脈中で特定の意味を持つもの」などの意味があります。うわさというのも情報の一つです。これは,「ある人の身の上や物事についてかげで話すこと」,また,「世間で根拠もなく言いふらす話」です。この情報は,人から人へと伝わることが多く,あまり聞きたくない情報です。よく「デマを飛ばす」ということがあります。このデマは,「事実と反する煽動的な宣伝。悪宣伝」であって,聞きたくない不必要な情報です。

(2) 情報の時空間

　情報交換には,対話者が面と向かい合った近距離での会議や会話,遠方にいる者同士が話し合う遠距離電話,あるいは地球の裏側までも瞬時に伝えることができる無線通信などがあります。これらの情報交換は同時に行いますが,情報を交換する相手がその瞬間にいない場合の情報伝達には,伝言や置き手紙による方法を使います。それは時間を異にする場合の情報交換です。

図 5.1 はこのように空間が異なる場合，時間が異なる場合の情報交換を説明するため横軸に空間（同空間−異空間），縦軸に時間（同時−異時）をとった図です。会議や会話のように面と向かい合う情報交換は同時−同空間ですので，第1象限に位置づけられます。掲示板のように同じ場所（同空間）に情報を必要とする人がいてもいなくても，記録さえしておけば異なる時間でその情報は伝わります。したがって掲示板による情報伝達は，同空間−異時の第2象限に位置します。手紙や電子メールは，その内容を相手側がすぐに見るとは限りません。このように手紙や電子メールは情報（記録）が遠方（異空間）に送られ，しかも異なる時間で読むため異空間−異時の第3象限ということになります。電話は，遠く離れた人とオンラインで会話ができます。そのために異空間ではありますが，同時ですので第4象限に位置づけられることになります。第1象限，第4象限の会話・会議と電話に関しては，空間は異なりますが同時なので，口を使って話し聴覚を使って同時にお互いが情報を交換することができます。一方の第2象限と第3象

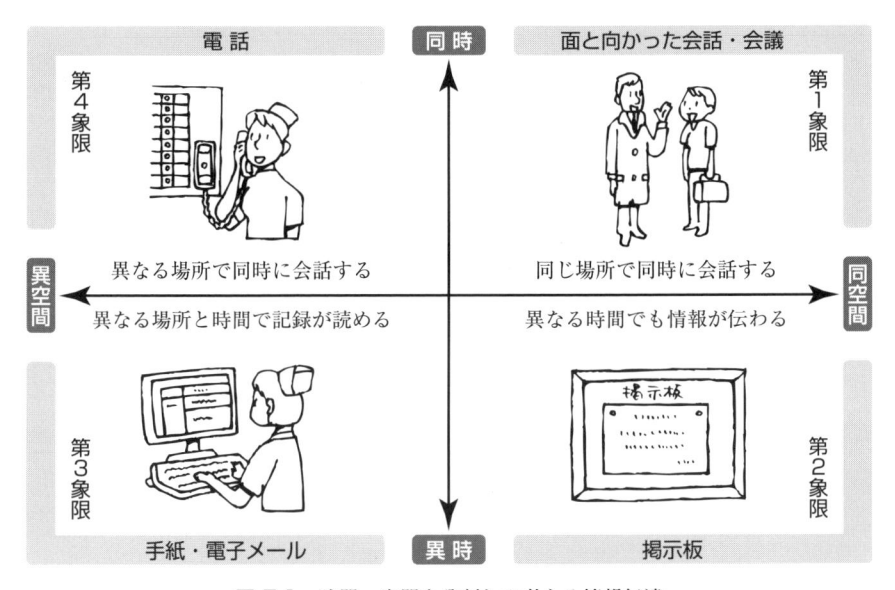

図 5.1 時間・空間を分割して考える情報伝達

限の掲示板と手紙・電子メールは，空間が異なり異時ですので，何か書いた文字によって異なった時間にお互いの情報が交換できるという特徴があります。このように情報交換を時間と空間の違いで分類することによって，情報の質や量を考えることができます。

図5.2は，医師，看護師，患者がそれぞれ医師どうし，看護師どうし，患者どうしあるいは医師と看護師，看護師と患者が交わす情報交換の様子を示した図です。それぞれ立場が異なると，そこで交換する情報の内容は異なります。例えば外科医と内科医のように専門が異なる医師同士の情報交換は，連係プレーで患者の治療に当たるような場合です。看護師の場合は緊急の場合は別として，普通の状態では受け持ち患者のケアが主となるでしょうから，患者との情報交換は多くなります。勤務交代時の引継ぎとなりますと，看護師同士の情報交換が重要になります。このように，医療業務関係者間の情報交換は職務内容によって異なり，作業者がおかれた立場によってその情報の内容，質，情報交換頻度などは異なります。患者の回復を目標にしていますが，その目標は医療従事者間の密接な情報交換があって達成されます。図5.2は医師，看護師，患者のみ示しましたが，そ

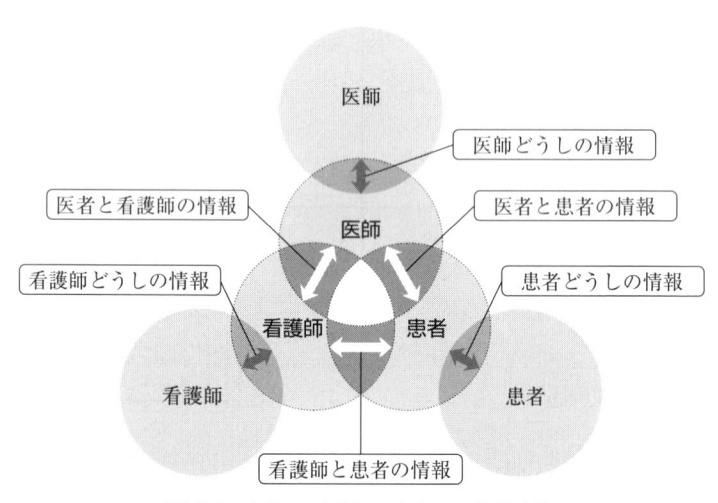

図 5.2 医師・看護師・患者間の情報交換

のほかに検査部門を担当する臨床工学士技士をはじめ理学療法士，栄養士，事務職員など病院という医療機関を想定するといろいろな部局の方々が医療業務を分担，協力し，そこでは活発な情報交換が頻繁に交わされています。

　図5.3は，ドライバーが運転中に必要な車外情報を示しています。ドライバーが運転中に得る情報は同時－同空間ですので，図5.1の第1象限の情報といえます。自動車は時々刻々と移動しますので，その時点での情報の多くは短期間の間にドライバーによって識別，認識されなくてはなりません。例えば，サイドミラーに映った単車に乗ったドライバーの姿をじっと眺めていたら，前方の情報を見失うので極めて危険です。このように自動車は高速で動くので，周囲の情報を瞬時に獲得し，その内容を把握しつぎの行動判断を行わなければなりません。そして得られた情報を運転操作に反映させなければなりません。自動車の運転にとって外部情報を得るということは，車を走らせるためには絶対に必要です。そのほかにも，どの程度の速度で運転しているか，燃料の残りはどのくらいあるかなどということを知るための速度計，燃料計のような計器類を見る必要があります。計器を見るのは運転中ということもあってその見えやすさはドライバーにとって極めて重要です。このような計器類の見えやすさは，指針のサイズ，形，色，文

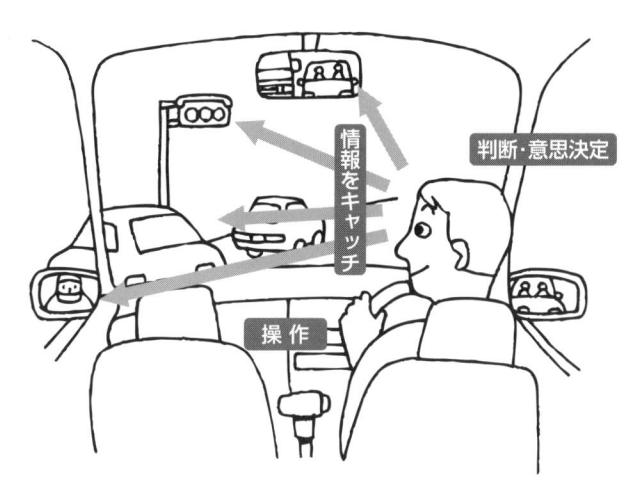

図 5.3　自動車運転中に必要な情報キャッチ

第5章 看護・介護における情報・安全・教育について

字盤の形，配色などによります。運転情報を得るための自動車用計器類は人間工学的によく研究され，現在の形に至っています。

(3) アナログ情報とデジタル情報

情報にはアナログ情報とデジタル情報があります。アナログ〔analog〕の意味は，「ある量またはデータを，連続的に変化しうる物理量（電圧・電流など）で表現すること」です。一方，デジタル〔digital〕の意味は，「ある量またはデータを，有限桁の数字列（例えば2進数）として表現すること」です。図5.4はアナログとデジタルを身近な具体例で示すための時計と体重計です。アナログ時計や体重計は，針の止まった位置で時刻や体重がわかります。その針の位置に拡大鏡をあてて眺めると連続，つまり目盛上では境目がありません。それに対してデジタル時計やデジタル表示の体重計は，図より明らかなように数値で物理量を示す計器です。12時34分と表示されているデジタル時計は，時刻が経過しつぎに表示される値は12時35分です。これよりわかるように12時34分2秒あるいは12時34分37秒というような秒の位はありません。12時34分のつぎは12時35分というように分のオーダーで時を刻みます。秒の位はないかというと，必要なら秒の位あるいはそのさらに精密な1/100秒の位まで表示できる時計や体重計はつくれます。しかし，実用上それは必要ないので，つくっていないだけです。オ

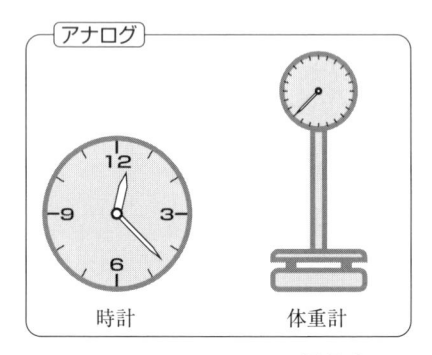

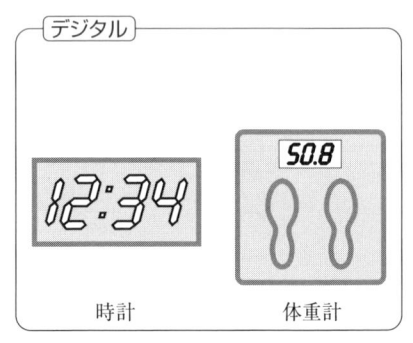

図 5.4 アナログかデジタルか

リンピックの 100 m 競争の記録用時計が 1/100 秒のオーダーまで表示してあり，その桁の動きがパラパラとめまぐるしく変化する様子をテレビで見たことがあると思います。しかし，普通の日常生活においては，このように正確な位（1/100 秒のオーダー）の時刻は必要ないので表示しないだけです。

　図 5.5 は，アナログ情報とデジタル情報をデータとして表現した例です。図 (a) のアナログデータは，図より明らかなように連続した変化量です。図 (b) のデジタルデータは，図のように，電気信号としては電圧があるかないかで表現します。わたしたち人間側が理解するためには，デジタルは「1」（電圧がある）と「0」（電圧がない）で表します。この"1""0"の組み合わせで数字や文字を表します。図 (b) の最初の 1 組は「1111」，つぎは「1011」と表現される二進法の数値です。「1111」を 10 進法の数値に直すと「15」に，また「1011」は「11」に対応します。このようにデジタルはとびとびの不連続量の組み合わせで表す量です。しかし，このとびとびの量では人間は理解できませんので，数字なら前述の 10 進法「30」や「20」のような数に変換して表示します。その表示法が，図 5.4 に示したデジタル表示の時計や体重計です。

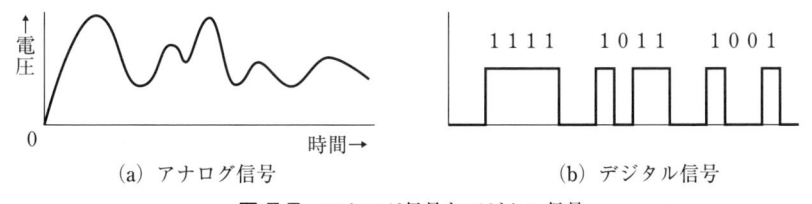

図 5.5　アナログ信号とデジタル信号

(a) アナログ信号　　(b) デジタル信号

　かつては，デジタル時計が大はやりでした。しかし，人間はもともとアナログ的な動きや考え方をしますので，人間工学的によく考えると，デジタル量にはなじめません。そのためにデジタル時計が流行したことはありましたが，いまではアナログ時計が多くなっています。しかし，競技時間を正確に測るスポーツの記録を目的にするような場合は，デジタル時計が用いられます。その理由は，複雑にはなりますがその表示桁数はいくらでも増やすことができ，測定値を正確に表示できるからです。

(4) 看護・介護における情報とその伝達方法

　情報は，媒体の変化と約束が必要であることは前述のとおりです。看護は看護専門技術用語が，介護は介護専門技術用語がそれぞれ使用されています。こうした専門職種内では専門の約束がありますので，情報は正しく正確に速やかに伝達されます。しかし職種が異なると場合によっては，専門用語が他分野の人へ伝わりにくくなり，情報がうまく伝わらないことがあります。このように職種が異なるとその分野特有の用語が使われますので，時と場合によっては情報伝達に困難をきたすこともあります。

　看護・介護の安全と航空機の安全を考える場合，人の安全という面で両者は同じですが，分野が異なるために専門用語，安全問題，状況，それを考える立場は異なります。そのため，両者に共通した土俵は少なく医療従事者と航空技術者との間の情報交換はうまく伝わらないことがあります。ところが，医療事故，航空事故など事故原因のことを考えるとそこには共通した要因が浮かび上がります。それは，人間工学でよく話題になるミスやエラーの問題です。事故は，間違い，勘違い，取り違い，思い違い，疲労などが原因で起こります。こうしたミス，エラーが起こらない工夫，事故が起こっても最小限の傷害で食い止める工夫は人間工学的に可能です。

　ここでは，医療業務の絵を参照しながら，看護・介護に関わる情報伝達あるいは情報の応用について考えてみます。医師や看護師は，まず患者の容体を知るということが必要です。その結果にしたがって，医療計画を立てることができます。その容体を知るために，昔は手を使って脈を直接測るとか聴診器を用いて患者体内の呼吸音・胸膜音・心音・動静脈音などを聴取して，これを診断の手段としていました。しかし，いまではいろいろな検査器具・用具が発達していますので，正確にしかも迅速に患者のバイタルサインを読み取ることができます。このように患者の容体に関わる情報を得るためには，直接触れて身体の現状を調べることから，検査機器を使用し間接的に調べることまでいろいろな方法があります。図5.6は，患者の病状に関わる情報を得るためのいくつかの方法を示します。図(a)は問診です。この場合は，患者と医師との間で病状に関わる情報交換を行い，そ

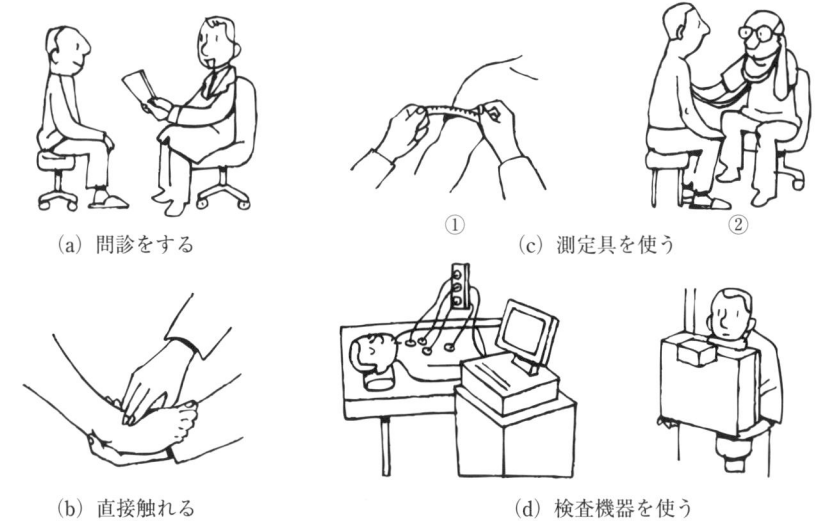

(a) 問診をする　　①　(c) 測定具を使う　　②

(b) 直接触れる　　(d) 検査機器を使う

図 5.6　患者情報の取得と検診・検査

れに従って医師は診断し，治癒の手順を考えます。図(b)は患者の身体に直接触れ，その感触より病状判断をすると同時に患者にその部位に痛みがあるかどうかなどを質問し，症状を主観的に知るという方法です。図(c)①のようにメジャーや体重計を用いて身体部位の寸法や体重を測るということを定期的に行えば，そのデータは過去のデータと比較し増減がわかります。その結果をグラフにプロットすれば，身体寸法や体重の情報は治療に役立てることができます。図(c)②は医療者が聴診器を使用し患者から生体情報（呼吸や脈拍情報）を直接得ている図です。図(d)は専門の臨床検査技師が心電計を用いて心電図，レントゲン画像を得る様子です。このように患者の病気や怪我を治す行為を行う場合，患者の肉体的，身体的な状況を直接あるいは間接的に知ることがまず必要となります。医療従事者は，こうしたあらゆる患者の病状に関する情報を取得し，それをもとに手術をする，あるいは投薬で治すなどの意志決定を行います。つまり，考えられる各種検査手段を使って得た情報に基づいてつぎの治療計画を立てることが行われています。検査（計測）は病気や怪我の情報を得ることを目的とします。その結

第5章 看護・介護における情報・安全・教育について

果は治癒することに使われますので，この過程はすでに述べたフィードバック制御にほかならないのです。

図 5.7 は，綿密な手術計画の後に行われる手術の様子を示します。手術には患者に関わる情報は欠かせません。その情報とは，手術前に患者からの事前生体情報（検査結果）を取得しておく必要があります。手術中には術者同士あるいは看護師とのコミュニケーションが重要になります。その一方で，手術中の患者バイタルサインの監視も必要です。手術室の外では手術の成功を祈る家族が待っていますので，その家族への情報伝達も必要です。緊迫した手術ですので，情報の流れあるいは情報の伝達は迅速かつ正確に行われなくてはなりません。

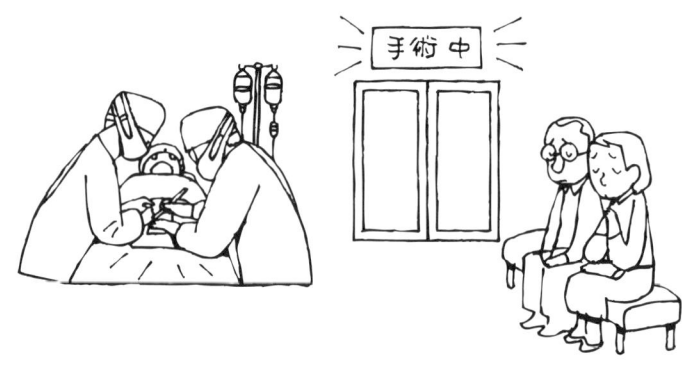

図 5.7 手術と情報

図 5.8 は，病棟での看護師の活躍ぶりを示します。病室においては，ケア，介助，容体の観察が常時行われています。観察は患者からの容体に関わる情報を取得することで，それで得られた情報は逐次記録する必要があります。そのとき，記録用紙に記入する場合もありますが，いまではコンピュータに記録することも行われています。病室の整備・整頓がなされていなければ，よい看護ができないことはいうまでもありません。図 5.9 は，病室の環境整備の様子を示します。広い病室は看護師 1 人で整備・整頓を行うことは困難でしょうから，同僚からの協力は欠かせません。よい環境づくりはよい看護につながります。

医療行為が行われる場所は，診察室，手術室，病棟だけではありません。図 5.

5.1 情報の伝達と人間工学

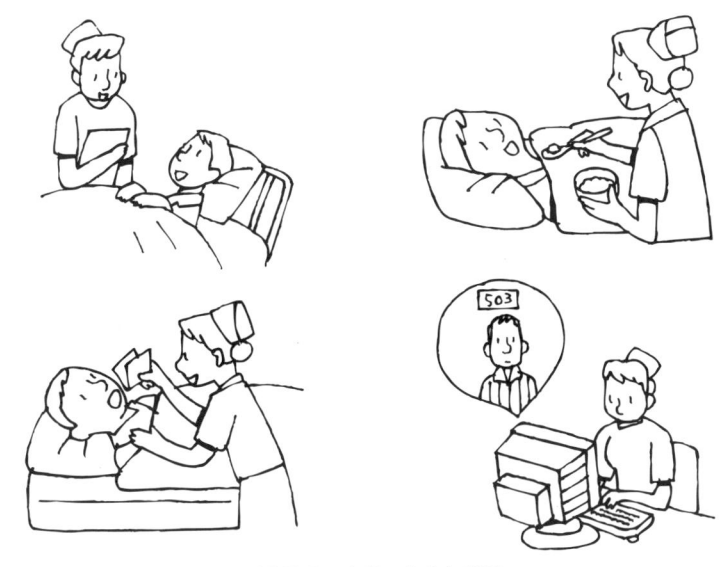

図 5.8　患者の容体と情報

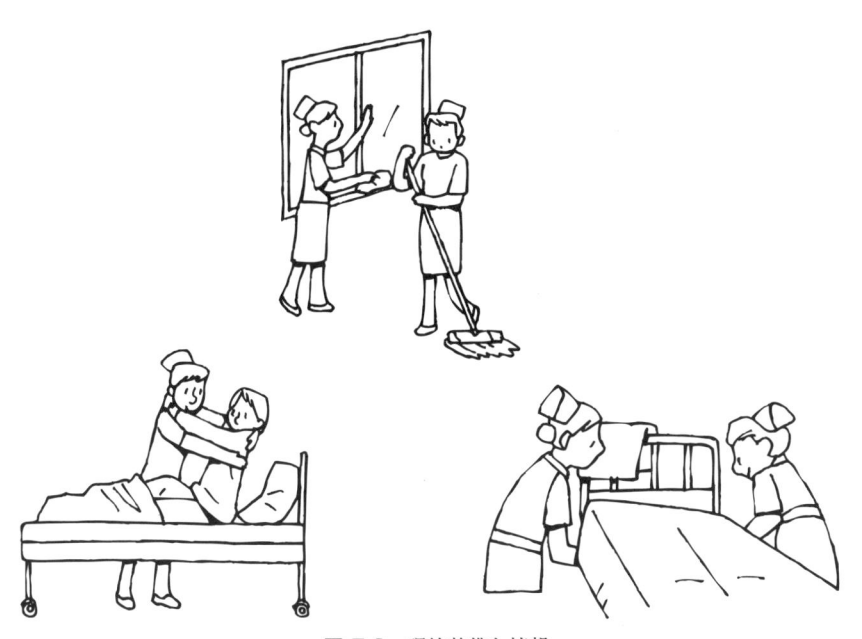

図 5.9　環境整備と情報

159

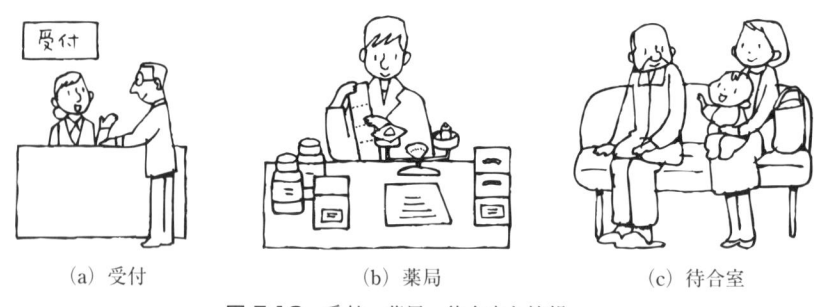

第5章　看護・介護における情報・安全・教育について

(a) 受付　　　　　　(b) 薬局　　　　　　(c) 待合室

図 5.10　受付・薬局・待合室と情報

10 に示すように受付，薬局，待合室など医療行為に直接関係しないところにも情報は大切な役割を果たしています。初診の患者にとって受付の対応は，極めて重要です。その対応がうまくなされないと，この時点でその病院の人的不備が疑われ，患者にとって不満が生じます。薬局では薬の種類が多く，情報が錯綜するところの一つです。特に，薬局員が患者に薬を渡すときの説明は重要で，その説明が誤っているなら投薬事故につながります。入院患者にとって家族との対面は待ち望むところでしょうから，その対面を行う場所である待合室での環境も重要になります。そして，患者と家族との間でコミュニケーションという形の情報交換がなされます。

図 5.11 に示すように医師から看護師へあるいは看護師の交代時の申し送りは，重要な情報交換です。間違った医療情報の交換あるいは情報の取り違いがあるこ

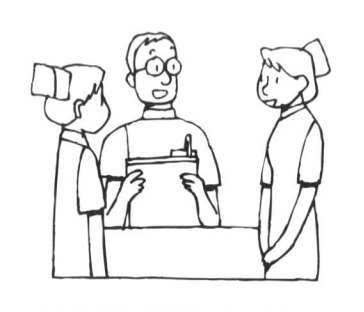

(a) 医師と看護師の打ち合わせ　　　　(b) 看護業務の申し送り

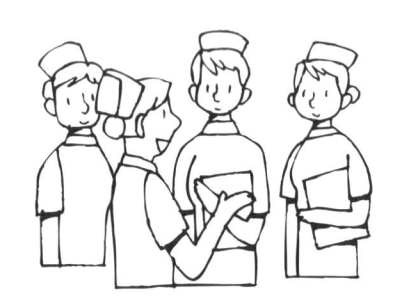

図 5.11　看護師の打ち合わせ・申し送りと情報

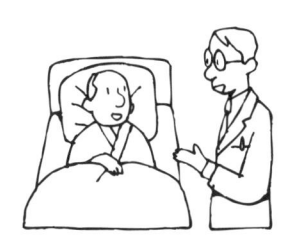

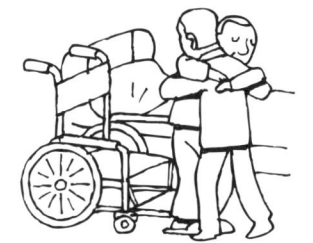

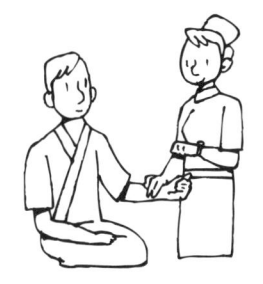

図 5.12　患者対応と情報交換

とは許されません。この情報交換には口頭によるものと記述・記録によるものとがあります。きちんとした申し送りや記録の伝達は，人間工学的に正確にわかりやすいことが必要です。

　図 5.12 は，医療従事者と患者との情報交換の様子を示します。患者と医師との間の情報交換は回診という形式で行われることが多く，1 日数回と比較的少ないかと思われます。しかし，患者と看護師との間の情報交換は病状にもよりますが，その回数は多いはずです。それは，医療行為だけではなく日常の移乗や移動のような介助支援，バイタルサインの測定，場合によっては悩み事の相談などもあるでしょう。このように考えると，患者と医師の情報交換に比べ，患者と看護師の情報交換のほうがはるかに多いかと思われます。

　図 5.13 は，病室内での患者の様子を示します。入院中は，看護師から食事の介助を受けることもあります。自力で食事ができる場合でも食事を運ぶのは看護師です。その間にも，食事内容からはじまって病状，回復への希望，不満などを伝えることがあります。病室においては，静かに痛みをこらえている患者，読書にふける患者といろいろな患者がいます。外科病棟では，身体の一部に不具合が生じているだけで，元気な患者もいます。

　以上，患者，医師，看護師の間で交わされる情報交換の様子を見てきました。看護・介護の相手はものや動物ではなく言葉を使う患者，高齢者，身体障害者です。したがって，看護師・介護士と患者・被介護者との間の情報交換は，これまでの説明からわかるように健常者間の情報交換よりいっそう複雑で深刻です。患

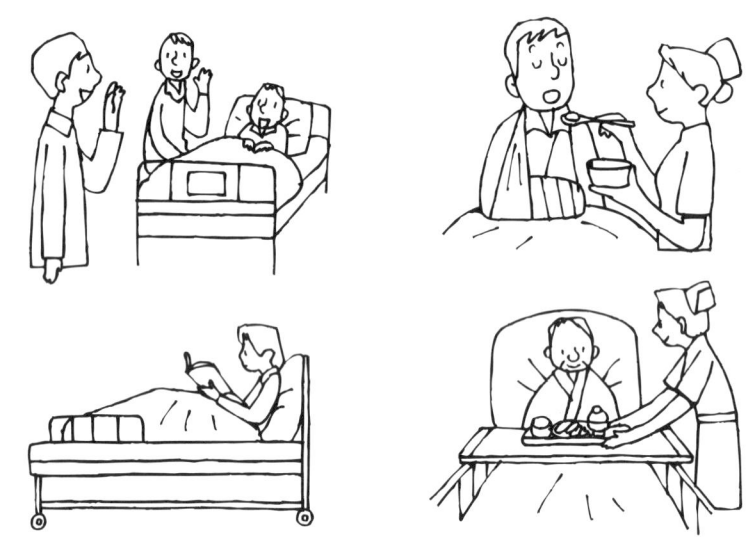

第5章 看護・介護における情報・安全・教育について

図 5.13　病室と情報交換

者や被介護者の身体機能の観察（検査・計測）が正しく行われ，その情報に基づき医療行為が施されたなら，その看護や介護業務は正しく順調に行うことができたといえます。一方の患者・被介護者から主観情報が得られ，その結果と医療従事者が行った医療行為とが一致し，良好であると認められたらその看護・介護計画は無事に終了したことになります。

(5) 情報の使われ方

「情報は，媒体の変化と約束が必要」ということはすでに述べました。したがって，情報を伝達するためには，人が向かい合って直接情報を交換する会話（空気が媒体），携帯電話やラジオ・テレビ（電波が媒体），一般電話（電気が媒体）がまず考えられます。しかし，人間が聞いて理解する情報は，基本的には空気の振動である音声です。媒体が電波であろうが電気であろうが，それらはスピーカーあるいはイヤフォーンという電気－音の変換要素を用いて空気の振動に変換されます。つまり耳から入る情報の伝達は空気が媒体となっています。情報は紙に書

かれた文字によっても伝えることができます。この場合の媒体の変化というのは，黒（またはカラー）－白の光情報です。文字は1字1字異なるので，それを目で追うと光の明暗で文字情報が目より入ります。

　ところが，最近はコンピュータの普及によってロボットや工作機械のような賢い機械が現れ，人間に代わる仕事をするようになりました。こうした機械にある決められた約束情報を伝達（教え込む）しなければ，ロボットや機械は動きません。このような場合は，人間がキーボードより文字キーを指で押し，ロボットや工作機械が理解できる情報（デジタル情報）に変換して，それを伝える必要があります。このようにして機械に情報を教え込まないとその機械は動けないのです。

　看護・介護における会話情報は，コミュニケーションという形で人と人との間で直接的に交わされます。しかし，患者カルテのように紙に書かれた情報，コンピュータに入力された情報，掲示板に書かれた情報，壁や廊下に書かれた案内情報など間接的な情報もあります。ここでは，情報の使われ方について考えてみましょう。

a. 機械と情報

　人間が手に何かものを持つ場合を考えてみましょう。飲食のためであるなら手に持つものは，パンであったりコップであったりします。そのときの動作は食卓においてある食べ物を手でつかむかコップを持つかして口まで運びます。何か仕事をしようとする場合なら，手に持つものは道具や工具の類でしょう。この場合は，手に持った道具・工具を使って作業対象であるほかの物体に力を入れながら回す，つかむ，押す，引くなどの行為をその対象物に働きかけます。扱う対象物が高温であればペンチのような工具を，紙あるいは薄い金属板を切るというような場合は，紙用あるいは金物用ハサミを使います。また，指ではつかめない極めて小さいものを扱うような場合はピンセットを使うでしょう。こうして，道具・工具の類は人間の手では直接できないことを補助する手の機能を延長してくれるものです。図5.14は機械を操作している様子を示します。これは，手でハンドルを操作し，何か大きな機械を運転するような場合です。機械の運転が正しく行われているかどうかは，図に示した表示装置から情報を得ることによってわかり

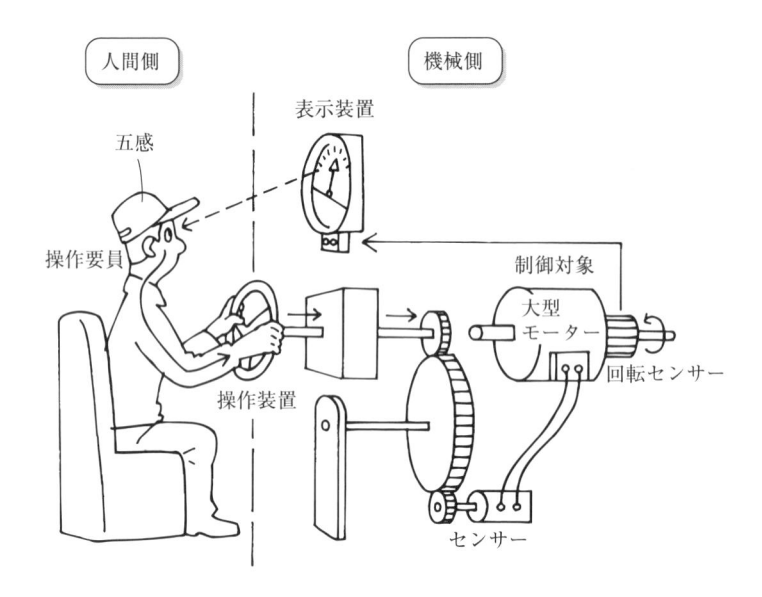

第5章 看護・介護における情報・安全・教育について

図 5.14 マン-マシンシステム（人間・機械系）

ます。

　図 5.15 は航空機の操縦席を示します。航空機のコックピットは，図のように計器がたくさんあります。パイロットは航空機を無事に離着陸させ，その間では安全飛行を行わせるために地上との情報交換，気象条件を絶えずチェックし操縦桿を握っています。このような計器類，情報交換端末，操縦用に必要な各種機器は人間パイロットと機体の運動との情報交換に必要なものばかりです。ですから，これらの計器や機器は人間工学的に見やすく使いやすいものでなくてはなりません。このような理由から，航空機関連の機器開発には早い時期から安全対策のために人間工学の考え方が導入されています。

　図 5.16 は X 線撮影装置を示します。患者が撮影台に立つと，診療放射線技師は X 線撮影装置を操作します。このとき患者が立つ（横たえる）移動台は正確に動かさなければなりません。また，撮影の瞬間に患者は息を止めなくてはなりません。この移動という技術だけを考えても，そこには制御という工学技術が導入され，撮影台の位置を正確に測る必要もあります。この「測る」という作業は

5.1 情報の伝達と人間工学

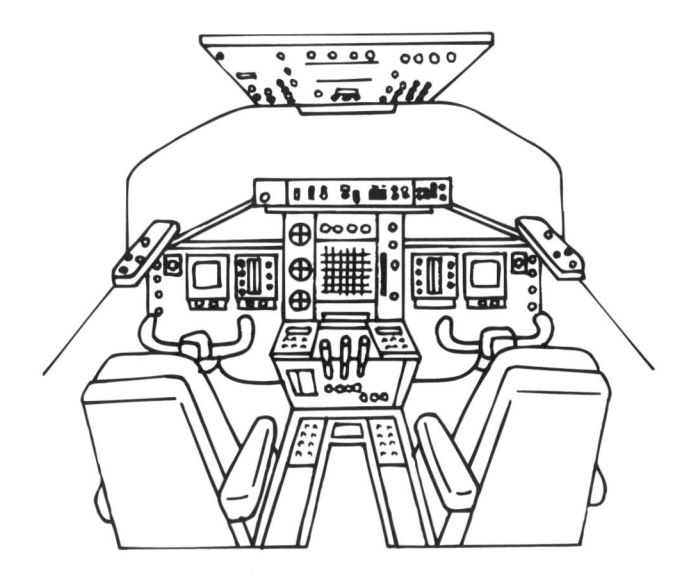

図 5.15 情報量の多い航空機のコックピット

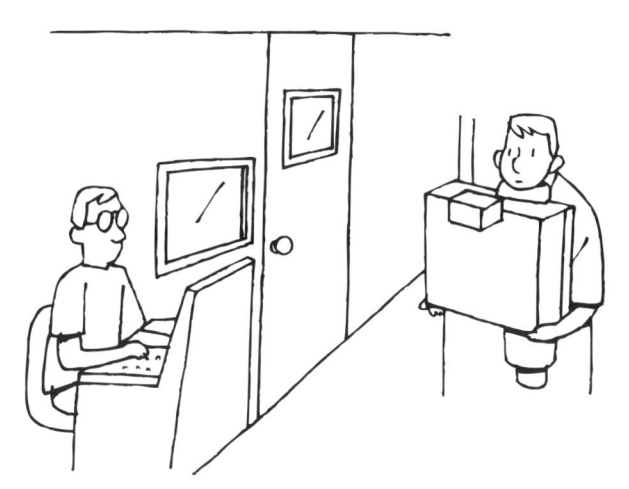

図 5.16 人間と機械の情報交換は？

工学でいう一種の情報取得（計測）を意味しています。X線撮影時には，患者が装置移動台に乗ります。壁を隔てたところからレントゲン技師が，「仰向けになってください」「横を向いてください」「一まわりしてください」などと指示を与えます。この指示は，レントゲン技師から患者へ発信する一方的な情報伝達です。また，「一瞬息を止めてください」という技師からの合図は，X線撮影時の貴重な情報です。もしこの合図が正しく患者に伝わらなければ，撮影されたX線画像はぼけてしまい，検査結果は不確かなものとなるでしょう。

　人間が機械を扱う場合，その機械に何らかの操作を加える必要があります。ここで操作というのは，自動車であればアクセルやブレーキ，あるいはハンドルの操作です。手動のギャッチベッドであれば，高さ調整のためのクランクを回すことであり，自動であれば上下操作ボタンを押すという行為です。そうするとベッドという機械は動きはじめます。目標とする値，自動車なら速度，ベッドなら患者が乗り降りに快適と感じる高さや背上げ角度まで動き続けます。この目標値まで動かし続け，目標値に到達したということは操作者が目で見て確認します。この目で見るという行為が情報の獲得で，機械を操作する行為においては重要な役割を果たします。この行為がないとするなら，自動車の速度やベッド高さ・背上げ角度はいいかげんな値になります。

　図5.17は人間が機械を操作する場合の情報の流れを示します。図では人間の

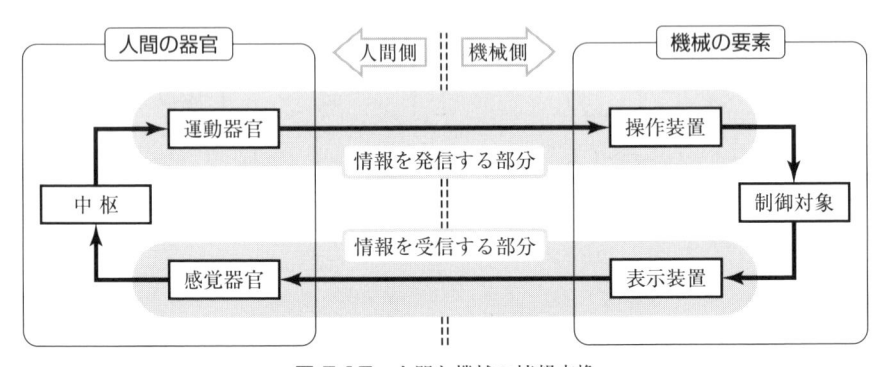

図 5.17　人間と機械の情報交換

代表器官としての感覚器官，中枢，運動器官しか示していません。また，機械においても表示装置，制御対象，操作装置しか示していません。ここで，自動車を考えてみますと，制御対象というのは自動車の車体に取り付けてあるエンジン，ブレーキ，車輪などを総合したものです。図の表示装置は速度計，回転計，燃料計などの計器です。また，操作装置というのは人間が機械に触れる，つまり運転するために車体の一部に手足が直接触れ操作する部分であってハンドル，アクセル，ブレーキなどです。図5.17に示したように人間と機械が一体となって運転する，つまり機械を動かすシステムはマン－マシンシステム（人間－機械系）といいます。

図5.18は人間－機械系としてのフィードバック制御システムのブロック線図を示します。この表記方法は，図5.17と基本的には同じですが，工学の分野でよく使われるものです。一般に，制御対象は乗り物，ロボット，工作機械など機械装置を総称したもので，医療系でいうならX線撮影装置やX線CT装置などです。これらの装置では，患者が検査装置に乗りますと，医療者は患者を乗せた台を操作します。表示装置はいわゆるモニタです。制御対象を自動的に運転するような場合は，対象の位置，移動量，力というような物理量を電気信号に変換し測定します。測定された物理量信号は人間でいうなら中枢というべき機械の制御装置へ送られます。この部分で，望ましい動きをするようにその信号は処理されます。それがさらに機械の操作装置へ送られ，制御対象を目標値に限りなく近づけようと働くのです。

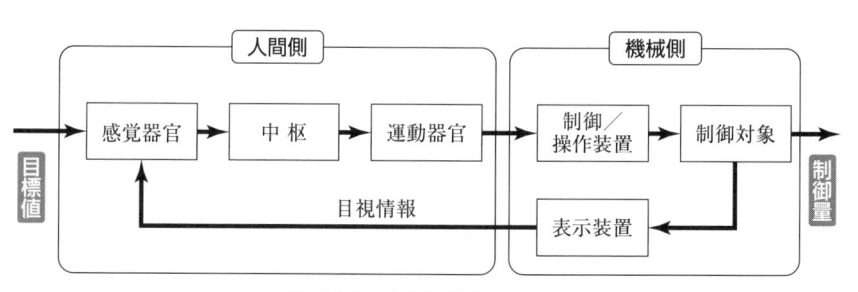

図5.18 人間と機械システム

第5章 看護・介護における情報・安全・教育について

　自転車，自動車など乗り物という機械を運転する場合，それらの乗り物は運転者の身体の一部であるかのように運転するのではないでしょうか。ところが，乗せてもらう側になるとその運転感覚は自身の運転感覚と異なりますので，乗せてもらっていても怖い思いをします。このように人間には人間の特性が，機械には機械の特性があり，それが合致しないと違和感を抱きます。この人間と機械の特性を活かして，人間と機械との間の情報交換をいかに上手に行うかということが大切で，この部分で人間工学が活躍するのです。人間と機械との情報交換システムは，人間の五感の特性を考慮に入れ，その特性に合わせて設計すべきです。例えば，お年寄りが使うような装置を設計する場合なら誤りなく押しやすい押しボタンスイッチ，大きな表示が必要です。機械制御システムの中での人間の役割は機械を操縦・操作することですから，人間は中枢に位置します。そのために，人間は機械装置を目標どおりに運転するとか，ものを生産する場合の司令塔になることが必要です。

　情報は音声や文字で伝えられることが多いのですが，検査や実験を行うような場合には図5.19のような波形で記録される情報もあります。このような記録データは，患者の脈拍，心電などのバイタルサインであったり，ストレッチャーを動かす場合のストレッチャーの変位，速度，加速度というような物理量であったりします。こうした記録データをもとに患者の容体あるいはストレッチャーの運動という情報を得るためには，正常状態のデータと異常状態のデータを比較・検討することが必要です。正常であれば，周期的に同じ波形が表れます。しかし，異常であれば波形は乱れるとか，間歇的な波形あるいは急激な変動がデータに表れます。このように検査データ，実験データからの情報は，波形の粗密，振幅，

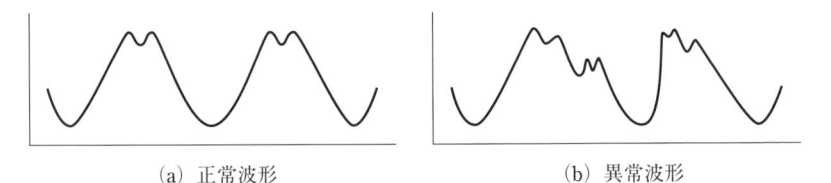

(a) 正常波形　　　　　　　(b) 異常波形

図 5.19　検査記録波形からの情報

周期の変化などをよく観察することによって，正常・異常の判断を下します。こうしたデータは，看護・介護援助の中で得た患者の訴え，観察した情報とその援助内容などと照合して，援助続行の可否を決める重要なデータになります。ケアが終わると患者の環境をととのえ，計画にそって自身が行った看護ケア，患者の身体的，心理的反応を記録します。さらにできなかったケア，その理由なども記録にとどめることが必要です。こうして，看護業務に関する情報は，記録情報として交代するつぎの担当看護師に引き継がれます。

b. 情報を創造する

　情報は得るばかりではなく与えることも必要です。つまり，情報交換があってはじめて有効利用が可能になります。ここでは，情報をつくることを考えます。現代は情報社会といわれ，情報が氾濫しています。それは，コンピュータという情報生産マシンの出現によります。この本を書くのにも，コンピュータを使っています。このコンピュータはハードウエアとソフトウエアに分類されます。ハードウエアというのは，コンピュータの本体と周辺機器であるディスプレイ，マウス，キーボードなどの機械装置を指します。ソフトウエアというのは，コンピュータのプログラムを抽象的にとらえる呼称であって，簡単にはワードとかエクセルというようなプログラムを指します。また，取り扱い説明書や手順書のような内容，あるいは音楽や映像もソフトウエアです。

　「ペイント」というソフトウエアとマウスというハードウエアを使って絵や文字を描くということは，ソフトウエアを作成していることになります。これは，手で描いた絵なり文字情報を目でとらえ，その結果が脳に伝わり，脳がつぎにどうすべきかを判断し，つぎに行うべき動作情報を手に伝えます。こうして，目と手の働きが交互に行われ，最終的には絵や文章が完成します。作成した絵や文章は物体ではありませんので，音楽や映像と同様にソフトウエアということになります。

　患者が具合を悪くし，病院に行った場合に関わる情報について考えてみましょう。まず，病院はどこにあるのか，その病院に行くためにはタクシーか公共の乗り物を利用するかなどを考えます。一番早く行けるのは救急車に乗ることですが，これは最悪の状態です。病院にたどり着くまでにも，乗り物の行き先という情報，

運賃がいくらかという情報，乗り物を降りたらどの方向へ行ったらよいかという情報などいろいろ必要になります。病院に着いたら，入口，受付，内科，外科などはどこかという病院内での各種情報が患者にとって必要です。さらには待合室で待ちますが，名前を呼ばれるという情報，検査を受けるために検査室への道順情報，尿検査のトイレ情報，診察室の所在情報など患者にとって初めての病院ではたくさんの情報が必要となります。

　衰弱した患者がこのような多くの情報に囲まれ目指す医療行為を受けるのですから，大病院内での情報のあり方はよく考える必要があります。院内に入ってから，目的の場所へ行くのに迷うことがよくあります。それを解消するために，廊下に色分けした太い線と矢印，それに内科，外科，検査室などと行き先を指示した文字が書かれている病院が増えています。受付に到着すると診察カード，名前記入を行いますが，病院によってそれらの置き場所ややり方が異なっています。最近は診察カードが銀行や郵便局のキャッシュカードのように電子式になっているところもあります。慣れれば簡単ですが，初診のときにどのようにしたらよいか迷うことがよくあります。待合室で順番待ちをし，呼ばれたときによく聞こえない場合，あるいは同姓の名前を呼ばれて戸惑うこともあります。このような状態は，情報伝達がうまくいっていないことを意味します。受付を終えると，待合室で待たされます。名前を呼ばれて検査室へ移動，検査して再び待合室へ戻ります。名前を呼ばれて医師の診察を受けます。診察の結果がよければ，再び待合室へ戻り会計伝票を受け取り，会計場所へ行きます。そこで，また待たされ名前を呼ばれ，支払いを済ませて帰宅の途につきます。

　情報交換には，音声による方法，文字による方法，記録データによる方法，モールス信号のように短点と長点の組み合わせによる方法，情報量は少ないが太鼓やドラムのような楽器による方法も考えられます。いずれの方法も媒体の変化と約束がなされているということは前述のとおりです。

　病院という建物は遠方からもわかるように，建物に「○○病院」と書かれた大きな文字の看板が掲げられています。また，その病院の特徴や専門分野，所在地，電話番号，地図などが書かれたパンフレット情報で患者に伝えられます。

患者（家族）が病院を訪れると医師，看護師，介護士，理学療法士，臨床工学士技士，臨床検査技師，栄養士の方々にお世話になります。病院側ではこうした職員がお互いに密接な連携を保ち，患者のケアに当たります。このとき，お互いに指示を与えたり受けたりしますが，その指示という情報を伝える方法にも工夫が必要です。日勤と夜勤の交代時の情報申し送り，緊急時の協力体制とそのときの情報交換などです。情報を伝えるという場合，それが人から人へ直接行うのか文書で伝えるのかで様子は異なります。前者であるなら言葉の言い回し，後者であるなら図や表を入れたわかりやすい文章で書くべきです。このような言葉や文章に関してよりよい情報交換をするということで，広い意味で人間工学が関係するのです。

薬剤関係では投薬ミスが，看護分野では薬液パイプ弁の挿入ミスあるいは三方弁の切り替えミスなども考えられます。こうしたミスを防止するために，薬品の包装，医療機器について形，色，矢印，サイズなどで区別し，事故防止に努めています。こうした事故を防ぐための工夫も人間工学の活躍分野です。

c. 観察とは

患者の行動，反応より病気や治療部位に関わる情報を収集することを観察といいます。ここで，患者の行動や反応というのは，患者の訴え，表情，声のトーン，しぐさ，思い，考え，症状などです。看護師サイドから情報を積極的に収集する場合もあります。直接的な観察は患者と面接し，よく観察することです。そして必要に応じて検査，診断を行うことです。間接的な観察は同僚看護師，家族から情報提供を受けること，医師の記録，検査データを参考にすること，医師との話し合いなどです。このような方法によって患者の容体情報が得られます。

看護過程をフィードバック制御的に考えてみましょう。まず，看護は観察から始まります。そして診断を行い目標・計画の立案をします。目標を達成させるために計画を実施し，その結果を評価します。この方法をくり返して，再び観察し容体が回復したことを確認します。

この過程は，図5.20に示すようにフィードバック制御と考えられます。この図を工学技術に対応させると，患者が制御する対象（例えばロボット），観察が

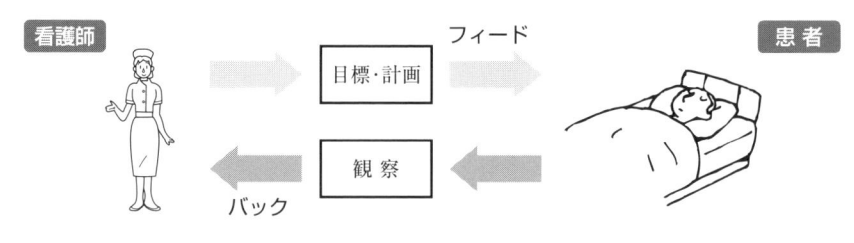

第 5 章　看護・介護における情報・安全・教育について

図 5.20　ケアに役立つ観察情報とフィードバック

検出装置（測定装置），看護師がコンピュータ，目標・計画が制御装置に対応します。機械の自動化は人間の動作を模擬したものですので，人間のやることをよく観察すると機械の動きも理解できます。このように看護過程は，患者とのコミュニケーション，観察を通して進めるフィードバック制御であるといえます。

ケアのきっかけとなる情報を収集するために患者やその家族が訴える主観的情報は重要です。医療者が観察した検査データや診察結果のような客観的データは，患者の訴えを確認し，情報を立体化していくために役立ちます。

図 5.21 は，手術風景を示します。図でわかるとおり，主たる術者のもとに麻酔専門医や人工心臓専門医など協力者が必要です。このとき，お互いの協力なしでは手術は実施できません。この協力というところに情報の交換が必要となり，この情報交換が綿密に行われないと手術は成功しないでしょう。

静かな病院内ではスピーカーを使って行う音声の情報伝達を避けています。病院の受付では受付番号を受け取り，呼び出すと同時にその受付番号が電光板で表示されると呼び出された者にとってよくわかります。この方法はすでに薬局では行われていますし，銀行などでも一般化しています。起こることが極めて少ない緊急時の情報は非常に大切です。これは，まず緊急事態発生を知らせるサイレンから始まり，その緊急の知らせを発信し，人々に逃げてもらう行動のし方を示さなければなりません。そのために，緊急時の避難サイレン，アナウンス，避難方向の表示などをあらかじめ約束し，考えておかなければなりません。こうした約束や訓練がされていないと，緊急事態が起こってからパニック状態に陥ります。

図 5.22 は看護師が ME 機器を操作している様子を示します。一般的な機器や

5.1 情報の伝達と人間工学

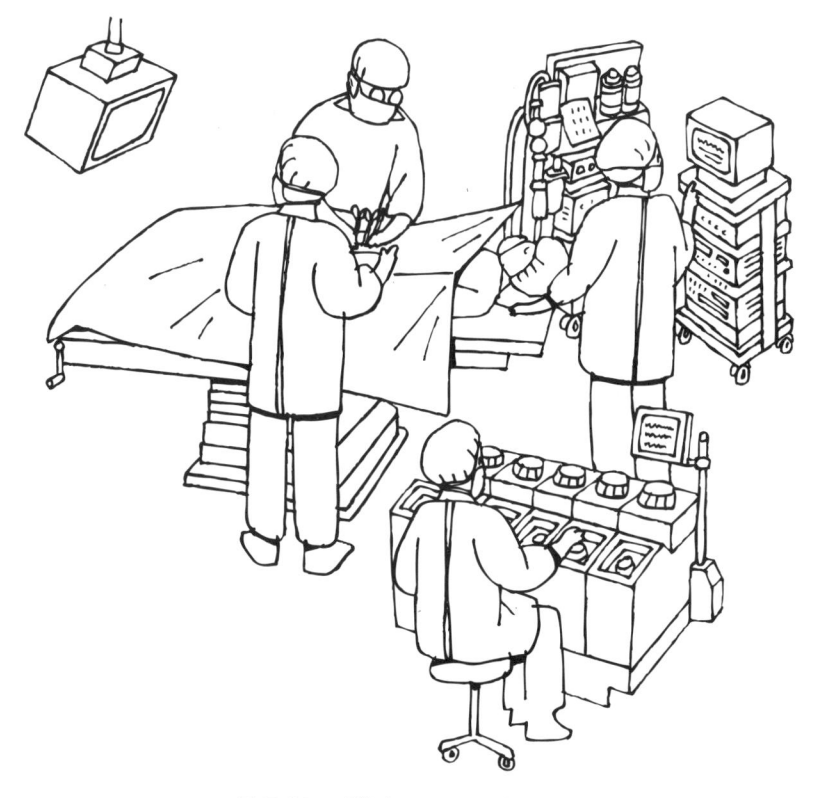

図 5.21 手術時のコミュニケーション

装置を扱う場合，急ぐことがなければ問題は起こらないでしょう。しかし，医療機器を使用する場合は，患者という相手がかならずいます。医療現場においては，場合によっては命に関わります。そのために，医療機器の扱いは，①正しく，②順序に従い，③速やかにということが要求されます。③の速やかにというところが，一般の機器を使用する場合と異なります。一般の機器の場合でも③速やかさは要求されるでしょうが，それよりも製造現場では製造する製品に不良品がでると，大量生産の場合には大損害を被るので，機器の操作は正しく，順序よく行うことを優先します。医療現場では命に関わるので，正しく，順序よく，速やかに行うことが要求されるのです。このことを考えると，扱う医療機器の使いやすさ

173

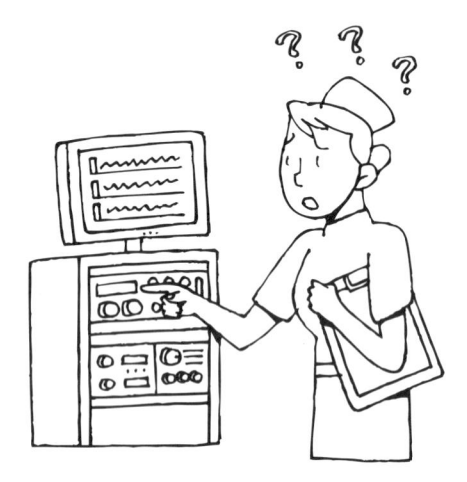

第5章 看護・介護における情報・安全・教育について

図 5.22 ME 機器の操作は正しく順序よく速やかに

は極めて重要で，その機器を設計し製作する場合には，人間工学的に十分配慮されていなくてはならないことがわかると思います。

図 5.23 はインキュベータを示します。これは適温，適湿，高酸素などの最適環境が要求されます。しかしいくらインキュベータ内がよい環境になっていても，本当に最適環境かどうかは不明です。この環境状態を温度センサ，湿度センサ，

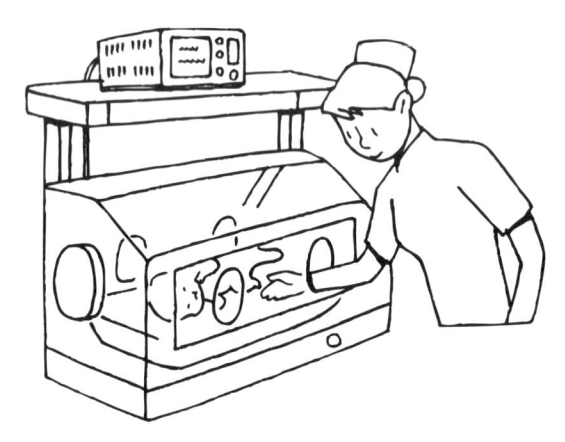

図 5.23 インキュベータの観察

酸素センサなどで測定し，その結果をもとに最適でなければ最適になるよう自動的に調節する必要があります。この環境の自動調整技術にはフィードバック制御技術が応用されています。このインキュベータには新生児監視装置が設置され，内部環境が最適かどうかを常に監視しています。また，不慮の故障や停電が発生し，インキュベータ内に異常が発生した場合は，警報ランプや警報で看護師にその異常を知らせるようにもなっています。このような環境状況の監視結果，警報装置からの発信情報などはすべて医療従事者にとって貴重な情報です。

5.2 看護・介護の事故と安全

ここでは看護・介護の場面で見られる事故の種類や原因を挙げ，事故による患者や事故を起こした当事者および周囲への影響，事故防止策について述べます。

(1) 看護・介護の事故の種類と原因

人間も機械もどんなに細心の注意を払っていても，必ずエラーをおかします。エラーによって生じる事故は，ときには対象者の心身を傷つけ，命に危険をもたらす場合もあります。

図 5.24 に示したように，ハインリッヒの法則では 1 つの重大事故の陰には 29 の軽微な事故があり，その下には 300 の傷害に至らない事故が存在し，その下には数え切れないほどのヒヤリ・ハット体験があるといわれています。麻痺があり

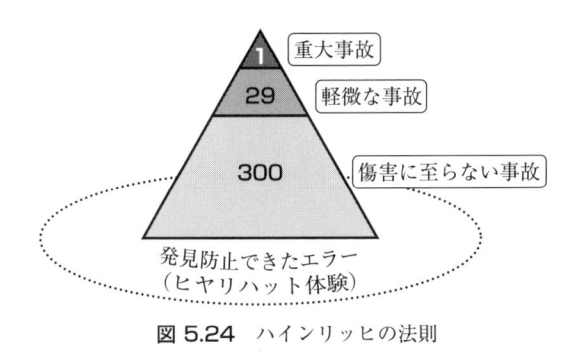

図 5.24　ハインリッヒの法則

第5章 看護・介護における情報・安全・教育について

足元がしっかりしない患者のベッド付近の床に水がこぼれていたが，患者がベッドから降りる前に発見したというように，事故が起こる前に見つけて対処できるものがヒヤリ・ハット体験です。ちょっと目を離したすきに患者が一人でベッドから降りて，すべって転倒したが幸いどこにもけがはしなかったというものは傷害に至らない事故です。こぶをつくったとなれば軽微な事故となり，転倒が引き金となって脳出血を起こしたとなれば重大な事故となります。

表5.1は，2000年の川村の報告[1]によるヒヤリ・ハットの発生事例とその割合です。この調査は全国300床以上の病院1,500施設から，約半数の777施設をランダムに選び，承諾を得た190施設とその他28施設の計218施設（一般病院213施設，精神病院5施設）が対象となっています。この報告によると，看護に関するヒヤリ・ハットの事故事例は，療養上の世話に関するもの，医師の指示に基づく業務に関するもの，観察や情報に関するものなどに分類されています。療養上の世話に関することは介護の場面にも共通しますが，転倒・転落がもっとも多く，ついで誤嚥・誤飲，無断離院・外出・外泊，抑制，自殺などがあります。医師の指示に基づく業務に関しては，注射・点滴・中心静脈栄養（IVH）に関するものが圧倒的に多く，経口与薬，チューブ類のはずれ・閉塞，検査に関すること，機器類の操作・モニターに関することなどが挙げられています。

エラーの原因はさまざまです。転倒・転落については，「動かないはず」「眠っているはず」という思い込みにより患者から目を離した，ベッド柵の上げ忘れ，ベッド柵を下げているときに目を離した，ベッド端座位で靴をはかせるために足を少し浮かせたら後方に転倒した，患者の体重を支えきれなかった，一時的に患者から離れたら患者が自力で行動した，移乗介助において患者とのタイミングやバランスが合わなかった，患者・看護者の足がすべった，ストッパーが不十分だった，てんかん・痙攣発作を起こした，患者が急に立ち上がったなどが多いようです。川村は転倒・転落事故の発生状況について，①患者の自発的自力行動によるもの（72%），②台（検査・処置・診察・手術台）がらみ（4%），③乳幼児のベッドからの転落（5%），④患者の生活行動介助時（車椅子以外）（6%），⑤車椅子からベッド・トイレ移乗介助時（4%），⑥患者の車椅子乗車待機中（看護者

表5.1 看護のヒヤリ・ハット事例　領域別収集事例数（%）

		'出来事'（事故，ヒヤリ・ハット体験等）の領域別分類	事例数	%
療養上の世話	1	転倒・転落	1,754	15.7
	2	誤嚥・誤飲	353	3.2
	3	食事に関すること（誤嚥・誤飲を除く）・経管栄養	205	1.8
	4	熱傷・凍傷	58	0.5
	5	抑制に関すること	244	2.2
	6	入浴に関すること（転倒，熱傷，溺水，急変）	180	1.6
	7	排便に関すること	33	0.3
	8	自殺，自傷	219	2.0
	9	無断離院・外泊・外出に関すること	320	2.9
	10	院内での暴力・盗難など	126	1.1
		（小計）	3,492	31.3
治療の補助業務	11	与薬（経口薬）	1,438	12.9
	12	注射・点滴・IVHなど	3,496	31.4
	13	輸血	156	1.4
	14	麻薬に関すること	112	1.0
	15	機器類操作・モニターに関すること	241	2.2
	16	チューブ類のはずれ・閉塞に関すること	700	6.3
	17	検査に関すること（内視鏡）	62	0.6
	18	検査に関すること（内視鏡を除く）	260	2.3
	19	手術に関すること	241	2.2
	20	分娩に関すること	59	0.5
	21	医療ガス（酸素，笑気など）に関すること	52	0.5
		（小計）	6,817	61.1
観察情報	22	患者観察，病態の評価に関するもの	203	1.8
	23	情報の記録，医師への連絡に関すること	62	0.6
	24	患者・家族への説明，接遇に関すること	119	1.1
		（小計）	384	3.4
その他	25	設備，備品，環境に関すること	105	0.9
	26	院内感染に関すること	0	0.0
	27	その他	350	3.1
		（小計）	455	4.1
		合計	11,148	100.0

川村治子「看護のヒヤリハット事例の分析」医療審議会総会6月26日会議報告書，2000

によって）のもの（4％），⑦体位変換・清拭中・後（1％），⑧疾病による（2％）を挙げています[2]。

さらに川村は注射エラー発生要因の重要要因として，①情報伝達の混乱，②エラーを誘発する「もの」のデザイン，③患者誤認を誘発する患者の類似（共通）性，行為の同時進行，④看護師の注射準備，実施業務の途中中断，⑤不正確な準備作業動作と不明確な作業区分，狭隘な作業空間，⑥タイムプレッシャー，⑦病態と薬剤の一元的理解の不足（薬剤知識の不足），⑧新人看護師の臨床知識と技術の不足，の8つを挙げています[2]。具体的には，患者の同姓（同名）や類似した名前，同じ疾患，同じ治療，業務中断，時間切迫下での業務，過緊張下での業務，口頭での変更・中止指示，形状・色・名称が類似した薬剤，指示の見間違い・聞き間違い，知識不足など，挙げたらきりがないほどの原因があります。これらは個人の問題ばかりではなく，組織として検討しなければならない問題や製薬会社の工夫が待たれるような問題を多々含んでいます。

このように，看護・介護の事故は，患者の心身の状態，看護・介護者自身，周囲との関係やコミュニケーション，環境，施設・設備，道具，時間，作業手順やマニュアル，組織などが関係し合って発生します。

(2) 事故がもたらすもの

事故によって一番大きな被害を受けるのは，患者本人です。最悪の場合には命を落とすこともあります。命に別状はなかったとしても，転倒・転落による骨折，抗がん剤の点滴漏れによる組織の壊死，院内感染による感染症の発症など，入院の目的以外の病気や怪我の治療を余儀なくされ，入院生活が長引いたり障害が残ったりする場合もあります。入院生活が長引くことによって退職に追い込まれたり，気力が低下したりするなど，二次的な被害をもたらす場合もあります。

事故の発生は，患者，事故を起こした当事者，組織，施設全体にもその影響を及ぼします。以前は，個人の不注意や体調不良，能力不足，性格などが原因で事故は起こると考えられ，個人の責任として処理されてきました。そのため，責任を感じ，自信を喪失して離職する人もいました。また，かつての医療現場ではミ

スがあっても真実を隠匿したり，患者や家族に十分な説明をしなかったり，患者や家族に文句をいわせないような雰囲気がありました。しかし，いまは医療者の説明に納得できない場合や医療者側に誠意が見られない場合には，裁判に訴える患者や家族が増えてきました。

　事故によっては，事故を起こした当事者が刑事罰を受けたり，解雇されたりする場合もあります。事故をめぐって人間関係が悪くなることもあります。また，当事者だけではなく上司が監督責任をとらされることもあります。マスコミに取り上げられて施設の評判を落とし，経営を続けることが不可能となる場合もあります。また，裁判や和解により患者や家族に莫大なお金を払ったり，治療費や入院費を全額負担したりするなど，施設にとっては財政的な損失も大きくなります。

　このように1つの事故が，事故に関係する人や組織にさまざまな影響をもたらします。そのため，患者の命を守り，安心して働ける職場とするためにも，事故を未然に防ぐ対策が重要となっています。現在は事故を個人的なものとして処理するのではなく，職場全体の問題としてとらえるようになってきました。個人の責任を追及するためではなく，同じ事故をくり返さないように教訓とするために事故の原因が追及されるようになってきました。事故は組織のあり方が原因となって発生する場合もあります。つまり，その組織に所属しているとだれでも事故を起こしかねない，というような場合です。事故の第1の問題はコミュニケーション不足といわれています。これは，相手の高い知識や技量，経験を信頼しているがゆえに相手に無関心であったり依存的であったりする場合や，相手との地位の差が大きいためにコミュニケーションがとりにくいことなどが挙げられます。そのほか，責任がないために職場のできごとに無関心であったり，エラーを発見するだけの知識や経験がないなどの状況はミスを発見しにくくなります。

(3) 事故防止の方策

　事故を防止するためには，事故の原因を丁寧に追求し対応していくことが大切です。事故を防止するためのシステムの考え方としては主として2つあります[4]。一つは「フールプルーフ」です。これは，機械を人間に合わせるべきという立場

から，人の特性に合わせて機械を変えていくという考え方です。もし人が機械設備の操作や取り扱いを誤っても，事故につながらない機能を機械側に備えることによって事故を防ぐ方法です。過去に，点滴に経管栄養のチューブをつなぎ，患者が死亡するという事故がありましたが，現在では経管栄養には胃管にしか接続できない先端の太い専用の注射器と，専用の注射器しかかみ合わないコネクター部分を持つ胃管が用いられるようになりました。火災報知器のボタンにはカバーがかけられており，カバーを開けないとスイッチが押せないようになっていますが，これも「フールプルーフ」です。

　もう一つは「フェールセーフ」です。これは，エラーを起こさないことよりも事故を起こさないことが大切であるという考え方です。もし機械や設備が破損したり故障したりしても，安全側に作動する機能を備えさせる方法です。病院では停電時には自家発電機能が作動し，しばらくの間であれば人工呼吸器や人工心肺装置など患者の命を守るための機器が停止しないようになっています。鉄道の信号システムは回線が切れると赤信号を出す方向に作動します。病院や施設で認知症の患者のベッドサイドにマットレスを引いて転倒・転落したときに怪我をしないようにするのは「フェールセーフ」です。

　心電図や脈に異常があったときに心電図モニターのアラームが鳴ったり，転倒の危険のある患者が起き上がるとナースコールが鳴るように連動させておくようなシステムは「フェールアウト」といいます。これは危険を検知することで事故を防止しようとするものですが，フールプルーフやフェールセーフの考え方でシステムを見直すほうがより安全といえます。

　また，エラーを防ぐための設計やデザインをするために，つぎのような考え方があります。

a. カラーコーディング

　酸素ボンベと窒素ボンベは，ボンベ，配管，コネクターの色がそれぞれ黒と緑になっています。また，検査室までの道が色分けされて床に線が引かれており，検査室の看板の色と一致させるというような工夫をしている病院があります。このように区別すべきものと色が対応しているのがカラーコーディングです。

b. コンパティビリティ

　コンパティビリティとは人間が自然に感じる操作や表示方法が実際の操作や表示と一致していることです。わたしたちには赤は危険を知らせる色というイメージがあるので，心電図モニターや輸液ポンプなどは異常が発生した場合には赤いランプが点灯するようになっています。また，酸素の流量計や吸引圧力計などは，水道の蛇口を右にひねると水が出るのと同じように，ダイヤルを右に回すと大きくなるようになっています。ラジオの音量ダイヤルも同様です。

c. マッピング

　マッピングとは操作機や表示と機器類の位置が対応していることです。病室前の患者名の表示とベッドの位置，ナースコールと患者のベッドの位置を対応させる，病院の案内図と検査室や病室の位置関係や方向を合わせるような工夫をすることです。

d. 標準化

　標準化とは機械設備の操作方法が統一されていることです。どの病棟でも色つきの注射器を用いて点滴用，吸引用，消毒用と区別をしているということであれば，標準化されているといえます。しかし現実には，病棟や病院が変わったらルールが違うということがよくあります。医療用語の略し方でさえ，病棟や病院によって異なっていることもあります。標準化するためには，各種機器メーカーや病院，施設などの大規模な協力が必要です。

　医療現場ではどのような小さなことであっても，ミスは許されるものではありませんが，人間はどこかに注意を払うと別のどこかへの注意が疎かになるのが常です。看護・介護者の心身の負担が大きい現在，ミスを起こさないようにする努力はもちろん必要ですが，組織的にミスを発見し未然に防ぐ対策をとること，万が一ミスが起きても患者に危険が及ばないようなシステムをつくることなど，有効な事故防止対策が望まれます。

5.3 人間工学教育の実践

これまでに述べてきたように，人間工学という学問は，人間が持つ解剖学的，生理学的，心理学的な諸特性に仕事，生活，スポーツ，レジャーなどを適合させていく科学であることがおわかりいただけたと思います。この学問はまた，人間にとって安全，健康，安楽を追求する学問でもあります。したがって，この分野の応用には，航空機，鉄道，自動車などの乗り物に携わる職業，つまり多くの人命を預かるパイロットやドライバーが長時間の操縦や運転に耐えられるような操縦席・運転席の操作環境をととのえ，事故防止に努めるというところにありました。また，産業分野では，使う人に好まれ，使いやすくて安心して使える製品の設計・開発，あるいはそれを製造する製造工場の安全，能率，効率の向上のために働く作業員の環境整備などにも人間工学が当然応用されてきました。

近年では，病院の患者や高齢者施設の利用者の安全，安楽の向上を考える看護・介護の分野でも人間工学が応用されるようになりました。さらに，看護師，介護士の皆さんが患者，高齢者の皆さんをケア，介助する手法にも人間工学的な手法が使われるようになりました。病院や施設で使用する医療用具，道具，ME機器，病室環境にも人間工学の応用が見られます。

ここでは，筆者の一人（小川）が「看護人間工学」という科目を看護・介護専門学校および看護大学特別講義で担当した経験から，看護師・介護士の初学者に対する人間工学に関わる教育の一端とその効果について紹介します。

(1) 講義「人間工学」をいかに進めたか

人間工学を講義するにあたり，数式や図が多い理系のセンスで講義は行えないと思い，表5.2のようなシラバス（1回で2コマ担当）を作成しました。最初の講義に，人間工学という用語を聞いたことがあるかと質問すると，ほとんどの学生は聞いたことがないとのことでした。そこで，工学（基礎科学を工業生産に応用して生産力を向上させるための応用的科学技術の総称）と聞くと拒否反応を起こす可能性のある看護学生に対し，工学もおもしろく，また看護・介護において

5.3 人間工学教育の実践

表 5.2 講義内容

埼玉県立南高等看護学院（1997年）

講義回数	講義内容	実演，ビデオ，課題
第1回 人間工学とは	人間工学とはどのようなことを学ぶのか 看護と人間工学との関係	OHP：自己紹介 ビデオ：人間工学のグッズの紹介 質問：人間工学という言葉の知名度
第2回 人間工学事はじめ	身近な人間工学（文具，用具，道具） 人間工学と道具，機器，機械	ビデオ：小川の胆嚢手術 実演：患者ハンドリングスリング 課題1：身近な人間工学応用製品とその特徴
第3回 看護と人間工学	看護師，もの，患者の関係 看護作業と人間工学 看護動作のいろいろ	イージースライドの紹介 けん玉実演とサイバネティックモーション
第4回 姿勢と動作と人間工学	重心の話 支持基底面の話	実験：反応時間の測定 課題2：反応時間の解析と感想
第5回 ボディメカニクス	力学（ベクトル，てこ，力のモーメント） 前傾姿勢と腰部負担の話 ボディメカニクスの応用	ビデオ：イギリスの看護師の患者移動 実験：支持基底面と重心
第6回 人間-機械系	人間と機械の関わり リフター，ギャッジベッド ものの使い勝手，操作のやりやすさ	課題3：看護におけるよい姿勢，悪い姿勢 姿勢を図で示して説明せよ
第7回 人間工学研究の手法	実験的方法 働きやすい環境の設計 誤りなく，使いやすいものの追求	ビデオ：人間作業を機械化した事例

も工学技術なくして成り立たないことを説明しました．それは，病棟の設計は建築工学，部屋の照明は電気工学，ME機器は医用工学（電子工学，精密機械工学，情報工学），ギャッジベッドのように動くものは機械工学などです．医療関連の諸設備や機器は，工学分野と医療分野の連携があって出来上がったものばかりです．人間と工学をつなげた人間工学は，前述の工学技術をもってつくりだした製

第5章 看護・介護における情報・安全・教育について

品を解剖，生理，心理など複雑な諸特性を持つ人間が使う場合の使いやすさ，安全性を追求する分野です。このようにして，人間工学の重要性を理解してもらいました。

表 5.2 に示した内容で 1997 年より講義を始めました。「看護におけるよい姿勢，悪い姿勢（場面を図で示すこと）と授業の感想」という課題で授業最後に宿題をだしました。すると，つぎのような感想があり，これまで工学に対していかに興味を抱いていなかったかということがうかがい知ることができます。

［学生の感想　その1］

　人間工学という講義があると聞いたとき，驚いたのと同時にどうしようという不安な気持ちになりました。「工学」というものが，どんなものなのかまったく知らなかったし，興味もありませんでした。そんなものにまさか自分がかかわるなんて思ってもみませんでした。授業が始まって，「人間工学」の本当の意味を知り，また驚いてしまいました。こんなに自分の身近にあるもので，また看護に関係しているものだったので，とても興味深く感じてきました。ただ，黒板を使って説明するだけでなく，ビデオ，写真，資料などをたくさん使っていただいたので，とてもわかりやすく楽しかったです。実験もあったので，自分の意識の中にもいろいろなところに目を向けるようになりました。看護で目を向ける世界が広がったような気がします。

看護教育の中での人間工学ですから，工学系の学生に講義する方法と違いを出さないと講義についてきてくれない恐れがあります。また，数式，データ類，例題なども看護学生が興味を持つような内容に絞らなくてはならないことも考えました。ここでは，講義の進め方と実演について述べます。

5.3 人間工学教育の実践

(2) 講義にデモンストレーションを取り入れて

　初めて聞く科目名「人間工学」に対し興味をいかに抱かせ，いかに魅力ある講義にするかを考えた末，身近な対象物を例に挙げながら講義を始めることにしました。「いま座っている椅子の座り心地はどうか」や「机の高さは適当か」「黒板やOHPに書かれた字の見やすさは」「いま使っている鉛筆やボールペンの書き心地は」などを例に挙げ，それらは人間工学的に設計されたものであることを説明し，学生の反応を見ました。しばらくすると，自分の持っているグッズを示し，これは人間工学的かどうかと積極的に質問するようになりました。こうなると理系の男子学生より看護学生のほうが積極的であるとの印象を受けました。

　日英のアンケート調査や論文で，看護師が腰痛を起こす割合が多いということは事実です。また，どのような介助場面で腰痛を起こすかもわかっていました。腰痛を起こすような姿勢なり動作はなぜ危険であるかということを力学的に，例や実演でわかりやすく解説することに努めました。例えば，教室に準備されてある指し棒，スクリーンを上下するための棒，あるいは物差しを使ってこの原理や重心の位置を求める方法を実演します。てこの原理を使って岩を動かすこともできれば，メーター類の微少変位も拡大できることを説明します。そして，その原理がボディメカニクスで有効な体位変換への応用もされていることを説明します。30 cm物差し両端を人差し指の上に乗せ，その両指を近づけると指同士がぶつかります。そのぶつかった位置が物差しの重心であるということを実演し，その重心位置とその求め方を説明します。また，同じ物差しの片端に消しゴムを乗せ同様の実演を行うと，消しゴムを乗せたほうに偏った位置で両指はぶつかります。そこが重心であるというように，重心の意味がわかるような実演を行います。この実演を終えると重心の話，力のモーメントの話に入ることができます。この物差しの重心を求める方法を説明するためには摩擦の話も組み入れなくてはなりません。そうすると，なぜ指を移動しただけで物差しの重心がわかるのかが理解できるようになります。

　トルクの話は，出入り口のドアを利用し力点の位置を変えドアの開き具合を実演してみせます。ドアの取手は現在位置が最適ですが，この取手を限りなく蝶番

（ヒンジ）に近づけたらどうなるかを全員で考えます。極端ですが，取手が蝶番の真上にきたらどうなるかを考えます。この場合，力がいくら大きくても腕の長さ（蝶番から力点までの長さ）はゼロですからトルクはゼロで，開けようとしても決して開かないことがわかります。患者ハンドリング・スリング（患者を持ち上げる際の看護師の前屈角度を緩和する用具），イージー・スライド（患者背面とベッドの間に挿入し移動を容易にする用具），ハンド・ブロック（坐位の患者自身が移動する際に助けとなる用具）などの看護・介護補助用具を用いた実演も講義の中に取り入れました。こうして，ものの使いやすさ，動作のやりやすさ，負担の軽減方法の一端をある程度理解してもらいます。このような実演を行ったためか，学生にとって人間工学が身近な世界に感じられるようになったようです。そのことが以下の感想からうかがい知ることができます。

> ［学生の感想　その2］
> 　人間工学を決して理屈っぽい学問のようには思いませんでした。使う原理はてこの原理，ベクトルやらトルクやらと，文系だった私には耳慣れない言葉ばかりでしたが，考え方は決してむずかしいものではないのだなと思いました。看護の現場で，実際に使われている道具を見せていただくのはおもしろかったです。特に，イージー・スライドはがんセンターに祖母が入院しているときに使っていたので，思わず納得してしまいました。人間工学を勉強するようになってから，動作や姿勢について考えるようになりました。このようなことは，授業を受けなかったら気づかなかったことでしょう。

　実演といえば，筆者の得意なけん玉演技も披露します。これは，けん玉を操る筆者の全身の動きを観察してほしいために行いました。そこには運動する玉を一生懸命見つめ，手を巧みに動かし，しかも玉の動きと身体の動きとを同期させ身体全身を上下動させるために両足を動かしています。目が玉を一生懸命見るということは，そこにフィードバック制御が行われているに違いないこと

を意味します。目をよそへ向ければ玉を皿の上に乗せることは決してできません。ましてやけん玉の穴へ剣先を入れることは絶対にできません。人がけん玉を操る場合は，人の目は光センサーの役割を果たし，手はモータの役割を，そして脳はコンピュータの働きをしています。そのために，けん玉動作はうまく続けることができると説明します。

以上述べたフィードバック制御は，41頁で詳しく述べました。わたしたちもこの制御なくしていろいろな動作や行動は行えないことを説明します。教室で明るい照明のもとで勉強しているとすると，そのエネルギー源は100ボルト，50ヘルツの交流電気です。この100ボルトという電圧，50ヘルツという周波数は正確に制御され学校，工場，家庭に配電されていることを解説します。制御がなければこうした学校，工場，家庭へ安定した交流電気の供給はできないのです。

(3) 簡単な実験で教室中がわきたつ
　　（落下する物差し受け止め動作の反応時間測定）

　この実験は人間が持つ固有の特性（反応時間）を理解するための実験です。これは人間には避けることのできない固有の特性があるので，その特性をよく考慮したうえでものを設計し，ものとつきあわなければならないことを理解してもらうという目的があります。図5.25(a)に示すように隣り合った学生2人のうち片方の学生Pさんは，30 cmの物差しを縦にしてその端を持ちます。もう一方の学生Qさんはその物差しの下のほうで落下する物差しをつかもうと構えます。学生Pさんが物差しを手放し，学生Qさんはそれを受け止めます。このとき学生Qさんは物差しを受け止める前の目盛 y (mm) をあらかじめ読み取っておきます。図(b)のように落下した物差しをつかんだ学生Qさんはその物差しの目盛 x (mm) を再度読み取り，その差 $(y-x)$ を求めます。自由落下する物体の距離がわかればその落下に要した時間はわかります。実験で得た差 $(y-x)$ より，落下を認知した瞬間から受け止めまでの時間を計算で求めさせます。この求めた時間は人間の反応時間であって，$[(y-x)/4900]$ のルートをとることによって

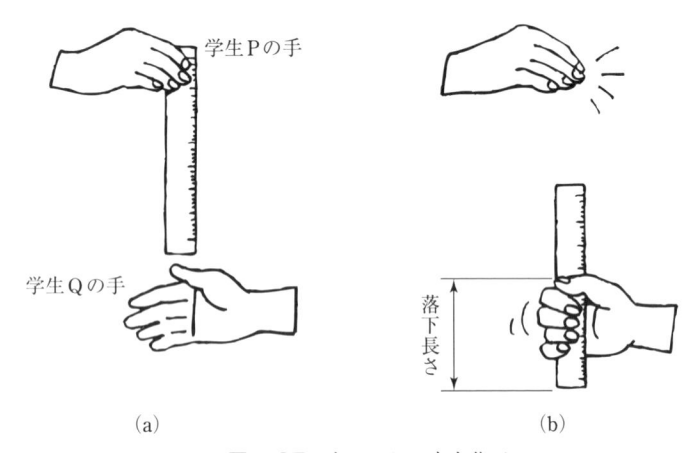

第5章 看護・介護における情報・安全・教育について

学生Pの手

学生Qの手

落下長さ

(a)　　　　　　　　(b)

図 5.25　ものさしの自由落下

秒の単位で求まります。この実験を5回くり返し，被験者PさんとQさんの役割を交代します。各自が得た5回の平均（約0.17秒）を出し合い，学生全員分のデータを集め表にします。この表中には各自が求めたデータおよび反応時間の平均値，体重，身長を記入してもらいます。これをコピーし全員に配布します。こうして得た全員のデータをもとに，背の高さあるいは体重と反応時間との関係を各自考察してもらうことを課題とします。ここで得た反応時間は，手を使った実験から得た結果です。車の運転で危険を認知して，ブレーキを足で踏むという動作に至る反応時間は約0.2〜0.3秒といわれ，この反応時間は自動車運転の安全と密接な関係があります。看護学校で行った実験から得た反応時間は約0.17秒でした。これを自動車運転の場合の反応時間（自動車の反応時間より若干短い）とみたて，「自動車の走行速度が100 km/hであった場合，0.17秒という反応時間内では自動車は何メートル進むか」という計算を学生にしてもらいます。答えは4.7 mとなります。0.17秒と一瞬の時間のように思われますが，100 km/hで走っている自動車であるなら急ブレーキをかけると約5 mも走ってしまうということがわかります。そのとき，さらにタイヤはロックされ，スリップしながらさらに何メートルか走ってからやっと止まります。このように考えると速度の出し過ぎはいかに恐ろしいかがわかってもらえます。物差しによる反応時間の測定

実験そのものは単純ですが,以下のようなこともわかります。
① 協力し合って実験を行うので,協力の重要性がわかる。
② 平均値やばらつきという統計の初歩が学べる。
③ 固有の特性(反応時間)で避けられない動作遅れが人間には必ずあることが理解できる。
④ 一瞬と思われる極めて短い反応時間ではあるが,高速で走る自動車にとっては,その一瞬の時間で5mも進んでしまうという事実がわかる。「注意一秒,怪我一生」という有名な標語を思い出すことができる。

以上述べたような人間固有の特性をよく理解しておかないと人間の動作や安全について考えることはできません。この実験は物差しを握るという極めて簡単な実験でしたが,学生たちは楽しく行っていました。

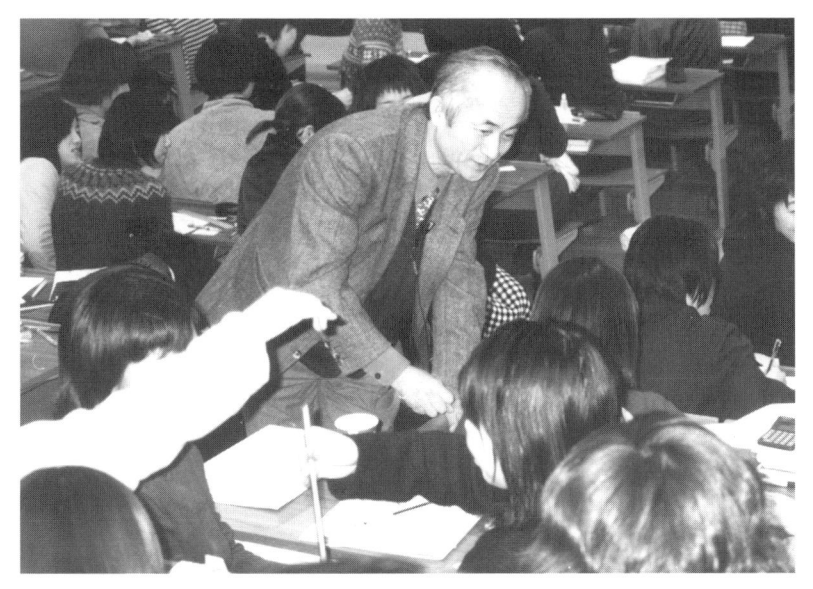

図 5.26 授業風景

(4) 映像により人間工学の理解を深める
（ビデオとデジタルカメラの効用）

　若い人たちは，活字より絵のほうがなじみやすいようです。授業よりビデオは興味深くしかも真剣になって見る人が多いように思われます。筆者は，'97 年 8 月に胆嚢除去手術を行いました。主治医に撮影していただいたこのときの胆嚢除去手術シーンのビデオテープが手元にあります。これは，お腹の切開から内視鏡の挿入場面，胆嚢の除去，胆嚢管末端をホチキスのようなもので閉鎖する様子などがリアルに写っています。この手術場面の背景には，手術をサポートする医療品やハイテク装置類が，また画面には手術を手際よく行うために開発された手術用具や道具類がたくさん写っています。こうした用具や道具も人間工学的な配慮がなされて設計・製作されたものであることを説明すると全員が納得します。さらにそこで手際よく立ち働く看護師たちも写っているので，その姿勢やら動作がよくわかります。映像にあるような職場に早くつきたいと感想文の中に述べた学生もいます。

　デジタルカメラはいまでは手軽に使えます。このデジタルカメラは使い方によっては非常に教育的であると判断し，教室へそのカメラを持ち込み，実演とその教育効果を試してみました。デジタルカメラには，これまでのカメラにはない以下のような特徴があります。

① 撮影後，即座にその画像を見ることができる。
② 撮影した画像が不満足あるいはよく撮れていなければ即座に消去できる。
③ 1 枚の小さな記憶メディア（128 M）で，画質が悪い場合で 1330 枚，標準的な画質で 398 枚，高画質で 156 枚の撮影ができる。
④ デジタルカメラとテレビ受像器を映像接続コードで直接結べば，撮影した画像を即座にテレビ画面で見られる。
⑤ 書物に描かれた絵や文字を接写でき，それをテレビ画面で見ることができる。

　このデジタルカメラを用い，人間工学的に設計され，使いやすいといわれるわが家の椅子，文具（カッターナイフ，ホチキス），食料品容器（昔のコカコーラ

のガラスビン，納豆容器）などをあらかじめ撮影しておきました。その画像を教室内のテレビ画面で紹介し，かつ人間工学的に優れている点を解説します。つぎに，学生自身が教室内で所有している人間工学的に優れている文具やグッズを提供してもらい，学生が見ている前でそれらを撮影します。その撮影した内容はテレビ画面を通して教室内の全員に見せます。文具やグッズを提供した学生に自分の提供品について人間工学的に優れている点について画像を見ながらクラス全員に説明してもらいます。文具のような小さいものをクラス全員に見せようとしても小さすぎて後ろの学生には見えにくいのです。しかし，この方法によれば，テレビ画像ではありますが教室内の学生全員が同時に見ることができます。しかも，学生自身の説明であることから，学生の自主性を喚起でき，教育効果は極めて大きいと判断できます。

(5) 課題の効果は大きい

「ものの使いやすさ」「安全確保」「負担軽減」という人間工学応用の一面を学生自身に発見してほしいとの願いを込め，以下の課題を出したことがあります。

課題：「機械装置，機器，用具，文具，道具，工具，遊具，日用製品，家電製品などから人間工学が応用されていると思われるものを3つ以上見つけ出し，なぜそれが人間工学的に優れているのかを考えて説明せよ」

この課題を行うことによって，学生たちは人間工学の必要性を痛感し，人間工学は看護業務に携わる人には重要な学問であるとの認識を新たにします。それを記した感想文を以下に紹介します。

> [学生の感想　その3]
>
> 人間工学の講義ははじめどんなものかわからなくて，あまり興味がなかった。けれど講義の内容はとてもおもしろく，日常の中でも人間工学的なものを知らず知らずのうちに探しているほどだった。人間工学が看護にとってこんなに重要だということを改めて実感した。私もこれから看護だけではなく，さまざまな場所で役に立つ人間工学を考えていきたいと思う。

> 第5章　看護・介護における情報・安全・教育について

　看護業務で腰痛を起こす可能性の高い姿勢は前屈作業あるいは腰をひねる姿勢です。また，この姿勢は患者や重量物持ち上げの際によく行いますから，特別の注意が必要です。どのような看護場面で前屈姿勢をとるかを考えてもらうと同時に，実習時にそのような動作をよく観察してほしいとの願いを込めて，つぎの課題を出したことがあります。

　課題：「看護動作に関してよい姿勢や動作，悪い姿勢や動作を2例ずつ図で示せ。また，そのよい点，悪い点の理由を説明せよ」

　この課題に対する感想として，悪い姿勢はたくさん気がつくが，よい姿勢は見つからないと書いた学生が何人かいました。「どのような姿勢をとっても看護師にとっては悪い姿勢であるように思える。患者に負担がかからないようにするためなので，看護師が自分の姿勢を崩すことは当然かもしれない。そうしないと援助はできない。患者と看護師，両者がよい姿勢でいられる方法を勉強しながら見つけていきたい」との感想がありました。よく考えてみれば，人間の姿勢は自然位がもっとも楽でよい姿勢といえます。しかし，その姿勢では仕事はできません。患者をケアするため少しでも身体を傾けるようなことをすれば，そこにはすでに何らかの負担が看護師にかかっているのです。

　以上述べたような課題に対する感想の一端を紹介しました。特に人間工学的なものや看護師の姿勢を図で示すように指示した課題はたいへんであったといいます。しかし，それを克服して回答した学生は，異口同音に「たいへんであったが非常にためになった」との感想を寄せています。絵を描くことは，そのシーンをしばらくの間思い浮かべなければ描けません。よく，写真を撮るより絵を描いたほうがそのシーンを忘れないといいます。それとまったく同じで，絵を描きその光景を文章で説明するということは，他人への説得力が大きく，自身の考えたその課題に対する印象も強く残るはずです。

　以下に示すようにしっかりした英文で感想を寄せた学生がいたので，クラスの中に外国人が含まれているのかと思ったほどです。このような外国語が達者な看護初学者が多く現れ，世界の看護師との交流がさかんに行われるようになればすばらしいことです。

> [学生の感想　その4]
>
> This study really helps me reducing the risk to hurt a certain point of my body, especially my back. I used to hurt my back and knees very often when I was working at a hospital before I came to this school. All of the assistant nurses had backache there. I think there would be less nurses who have backache or body ache if there are enough supporting products like you introduced to us. Thank you for your lecture.

　専門科目だからといって，その教科だけについて一生懸命，内容をかみ砕きわかりやすく講義しても，学生は思うようについてきません。ビデオ映像で講義内容を補足し，実物をもって実演すると目を輝かし注目してくれることに気がつきました。これは，映像や漫画が氾濫している現在の状況を反映しているからでしょうか。いろいろと小道具や映像を利用して講義を行ってきました。人間工学という教科の名称すら知らなかった学生が，ともかくも問題意識を持ってくれたことは一応の成果があったことと思っています。「人間工学」は，最初何をやる科目かは皆目わからなかったと全員がいいました。ところが手術の生々しい映像の中にも人間工学が応用され，身の回り，身につけている品々にも関係しているということが講義進行とともにわかり，この教科の重要性が理解されたようです。

(6) 看護人間工学の教育まとめ

　学生たちが人間工学を意識するようになり，それを心がけてくれ，ものを見る視点が変わり，自分自身の姿勢を考えるようになったという感想が聞けました。さらに，「課題はほかの教科のものと違って，考えながら楽しみながら書くことができた」「よい姿勢に少しでも近づけるように心がけたい」「人間工学の授業は低学年と高学年で行うとよい」という声も聞け，人間工学に対する意識が高まったことがうかがえます。

　身近なものから講義するとよくわかるといわれます。講義はその教科だけでは

なしに，内容にかかわる周辺の話あるいは教師の生き様によって学生に影響を与えるからです。冗談で 25 桁の π を壁に書き続けた数学の先生の姿がいまでも印象に残り，50 年以上たったいまでもその π の長い数を頭の中に覚えています。それ以来数学が好きになり，理工学部で学び，現在に至っています。このような数学の先生との出会いがあったおかげで数学好きになったように，いまでは自分も楽しみながら教えており，また学生にとっても楽しい講義が聴けるように心がけています。言葉で説明するより絵で説明を，絵よりは模型を用いればさらに理解しやすい説明ができるはずです。一番よく理解できる方法は，言葉や図面ではなくて，実物をその場に持ってきてそれで説明することです。

　人間工学は，どの分野においても重要な学問であると考えています。看護の学生にボディメカニクスを念頭におき看護人間工学の講義を行ってきましたが，この分野の教科書はほとんど見当たりません。そこで自ら執筆し，1999 年に初版「看護動作を助ける基礎人間工学」を世に著しました。それ以来，その教科書を使った講義を行ってきましたが，動作に主眼が置かれていたため，今回 4 人の看護系の先生と共著で広い視野にたった本著「看護・介護のための人間工学入門」を出版することにしました。

[参考文献]
1) 川村治子「看護のヒヤリ・ハット事例の分析」『医療審議会総会 6 月 26 日会議報告書，厚生労働省報道発表資料』2000．6．26
2) 川村治子「医療におけるヒヤリ・ハット事例分」『行待武生監修「ヒューマンエラー防止のヒューマンファクターズ」』テクノシステム，2004
3) 太田香菜子「右利き・左利きの人の特性について」，『埼玉県立大学保健医療福祉学部看護学科平成 16 年度卒業論文』2004
4) 芳賀繁『うっかりミスはなぜ起きる』中央労働災害防止協会，1998
5) 大久保祐子，小長谷百絵，小川鑛一「看護労働に関するアンケート調査（第 1 報）：腰痛を起こした看護労働について」，『日本看護研究会雑誌』，18（臨時増刊号），1995

6）小長谷百絵，大久保祐子，小川鑛一「看護労働に関するアンケート調査（第2報）：ボディメカニクスとその活用状況」，『日本看護研究会雑誌』，18（臨時増刊号），1995
7）小川鑛一，R. チェサン「スコットランドにおける看護力作業に関する調査研究」，『人とシステム』3，日本人間工学学会，1996
8）小川鑛一『看護動作を助ける基礎人間工学』東京電機大学出版局，1999

章末問題

5-1 看護師と患者との間で情報交換が不足しているとどのような事態が生じるか。具体例を挙げて説明しなさい。

5-2 看護・介護における大切な情報を3つ以上挙げ，それについて説明しなさい。

5-3 看護・介護の現場で発生した緊急事態の情報伝達について，例を挙げて説明しなさい。

5-4 アナログとデジタルの例を3つ以上挙げ，それについて簡単に説明しなさい。

5-5 転倒・転落事故の原因でもっとも多いものを①〜⑧より1つ選びなさい。
① 車椅子からベッド・トイレ移乗介助時
② 患者の車椅子乗車待機中（看護者によって）のもの
③ 乳幼児のベッドからの転落
④ 患者の生活行動介助時（車椅子以外）
⑤ 患者の自発的自力行動によるもの
⑥ （検査・処置・診察・手術台）が関係したもの
⑦ 体位変換・清拭中・後
⑧ 疾病によるもの

5-6 事故の影響を患者，事故を起こした本人，周囲に分けて説明しなさい。

5-7 「フールプルーフ」と「フェールセーフ」について例を挙げて説明しなさい。

5-8 看護人間工学を学ぶことの意義を説明しなさい。

章末問題解答

第1章

1-1 〔解答例〕 人間工学は，人が使うものあるいは人が扱う機械・乗り物に対する使いやすさ，扱いやすさ，安全性を肉体的，精神的な面から研究する分野です。それが今では，人を扱う看護や介護の分野にも応用されるようになりました。その応用例は，患者さんを安全に移乗や移動させる技術，あるいはそのときに利用する介助補助具を開発するような場合に肉体的，精神的に楽なものを追求する分野です。

1-2 ①：実践の経験がなく，理屈のみを述べてもよい仕事は達成できない。
③：入力や読み取りのミスなどがある。
⑤：取り扱い方法を誤ると患者の命に関わる場合もあるので，慎重に取り扱う必要がある。

1-3 〔解答例〕 診察室を例に考えます。医師が使用する椅子，机がまず考えられます。その椅子の座り心地，高さ調整が必要です。さらに机の高さ・広さ，机上の筆記用具，医師が使用する検診用器具（聴診器，血圧計，体温計など），診断データ用コンピュータ，検診用ベッド，医師の姿勢，部屋の暖房，照明などがあります。いずれも診察に支障のないような調整あるいは配置を考え，使いやすくて診断，測定に誤りのない医療器具が準備されています。

1-4 〔解答例〕 簡単な ME 機器は，体温計，血圧計，身長計でしょう。水銀体温計はいまでは電子体温計に代わり，測定時間が短

章末問題解答

くなりました。電子血圧計は，マンシェットを腕に巻きスイッチをいれれば自動的に最高血圧，最低血圧，脈拍が測れます。このように電子技術の発達によって各種の医療機器（ME機器）の扱いが楽になり，しかも測定時間の短縮が図れるようになりました。複雑な心電計やシリンジポンプなど，医療機器の操作スイッチやボタン類は，操作時に誤りを犯さないよう色や形に工夫がなされています。測定結果の表示装置についても見誤りのないよう明るくて大きな数字で表示するようになっています。

1-5 〔解答例〕 看護の作業現場や看護師の作業を見てみると作業環境，使用する医療機器，看護師の作業姿勢，患者ケアの手順，医療情報，食事・日常生活支援介助など各種のものや仕事があります。看護環境はナースステーションや病棟の適切な温度・湿度，騒音，照明から，調度品の配置，検査室への誘導用のサイン類までいろいろと人間工学的にととのえるべきものや仕事があります。こうした看護環境における作業のしやすさ，能率，安全を確保するために医療機器，用具，作業姿勢，作業手順を作業者である看護師に適合させることをいいます。

1-6 〔解答例〕 人間の手掌の構造，手や腕の構造あるいは皮膚の構造を考えると，道具や用具を握ったり持ったりする場合のそれらの形や材質は握りやすい，つかみやすい，持ちやすいということに関係します。例えば，ハサミを考えると，ハサミを持つ指が触れる部分に角があるなら，厚い紙を切る場合に力が入らずその厚紙は切れないでしょう。この場合，ハサミに指の触れる箇所の角をとって滑らかにしておけばよいわけです。こうして，人間にとって使いやすく怪我を起こさないよう工夫することが人間工学的設計です。

1-7 〔解答例〕 普通のベッドは高さが一定で変えることができませ

ん。一方，ギャッチベッドはその高さを変えることもでき，背中を持ち上げることもできます。そのために，ギャッチベッドを使用すると患者さんは楽な姿勢で食事や読書をすることができます。ベッド高さや背中を持ち上げる方法には，手動式と電動式があります。電動式はボタンひとつで重たいベッドの高さを変えることができます。

1-8 〔解答例〕 人間工学は本来，ものや機械装置を人間の機能に適合させて設計し，使いやすく安全なものを設計，製造する分野です。看護や介護の分野では ME 機器や医療機器を扱いますが，それは患者や利用者という人間を対象としています。そのため患者や利用者の介助・介護のやりやすさ，身体の安全を確保し，作業環境をととのえるという人間工学的手法を導入すると，安全で能率のよい看護が行えるようになります。重い患者をベッドから車椅子に移乗させる場合やベッド上での体位変換に力学原理（ボディメカニクス技術の活用）を活用するというのはその例です。

1-9 〔解答例〕 人間は機械とは異なり多くの骨格，関節で構成されています。物体のように剛体ではないので，身体部位は屈曲し回転もします。重くて不定形な人間を体位変換，移動，移乗する場合は，力学原理を活用するボディメカニクスあるいはバイオメカニクスが有効です。一方，手術や検査をするような場合，そこで使用されるいろいろな医療機器，ME 機器，用具類は人間工学的に設計されているものばかりです。以上のような理由で，看護や介護の分野で人間工学が必要とされます。

1-10 〔解答例〕 まず，ベッドが挙げられます。最新のベッドはギャッチベッドであって，高さ，背上げ角度，足上げ角度が変えられます。ベッドで使われるマットレスは，臥床者の臀部と肩甲骨部分を柔らかくし脊柱に変形が起こらないようなものがよいの

章末問題解答

です。そのほか，シーツ，毛布，枕，寝衣などの寝具類にも臥床者の身体に合うものを選ぶ必要があります。このようなことに配慮することが人間工学なのです。

1-11 ①，④
1-12 ④
1-13 表 1.3 参照
1-14 表 1.4 参照
1-15 1) 患者に関心をもつ　2) 工夫する　3) 自分なりのワザを身につける　4) 技術習得に対して謙虚な態度で臨む

第2章

2-1 (1) ⓐ 脳　　　ⓑ 脊髄　　（ⓐⓑは順不同）
　　(2) ⓒ 神経細胞　ⓓ 神経線維
　　(3) ⓔ 知覚神経　ⓕ 運動神経　ⓖ 自律神経
　　(4) ⓗ ニューロン　ⓘ 神経伝達物質

2-2 (1) ⓐ 関節可動域
　　(2) ⓑ 180　ⓒ 50　ⓓ 180　ⓔ 0
　　(3) ⓕ 145　ⓖ 5　ⓗ 90
　　(4) ⓘ 45　ⓙ 30
　　(5) ⓚ 20　ⓛ 45

2-3 (1) ⓐ 骨格筋
　　(2) ⓑ 体性
　　(3) ⓒ 屈筋　ⓓ 伸筋　（ⓒⓓは順不同）
　　(4) ⓔ 差

2-4 (1) ⓐ 卵形嚢　ⓑ 球形嚢
　　(2) ⓒ 半規管
　　(3) ⓓ 距離

2-5 (1) ⓐ 個人

199

章末問題解答

(2) ⓑ 2倍になるとは限らない

2-6 (1) ⓐ 細胞　　ⓑ O_2　　ⓒ CO_2
　　　　　ⓓ 化学受容器　ⓔ 自律　　ⓕ 反射　（ⓔⓕは順不同）
　　 (2) ⓖ 大脳皮質

2-7 (1) ⓐ 繊維数　　ⓑ 太さ　（ⓐⓑは順不同）
　　 (2) ⓒ 収縮
　　 (3) ⓓ 小さい　　ⓔ 密着

2-8 頭部の大きさが身長比に占める割合が大きい。関節の動きに制限がある。など

2-9 (1) ⓐ 短い
　　 (2) ⓑ 重心

第3章

3-1　①－×　　②－○　　③－×　　④－○

3-2　図3.4参照

3-3　身体の寸法，姿勢・動作，年齢・身体機能，経験，動機・心理状態

3-4　ストレッチャーを押すとき，低くて押しにくかった。
　　〔改善策〕ストレッチャー移送前に，必ずストレッチャーを高くするようにしたら押しにくさが改善した。

第4章

4-1　〔例〕上着を脱ぐとき：座位または立位の姿勢をとる。肘と手首を曲げて襟をつかみ，上着を背中側へはずしたら両手を離す。右手は下へおろすようにして，背中側から左手をまわして右袖をつかみ後方へ袖を引っ張って右袖を脱がす。右袖が脱げたら右手を腹側からまわして左袖をつかみ前方へ引っ張りながら左袖を脱がす。

4-2 (1) ⓐ 中腰（前屈）
(2) ⓑ 基底面積
(3) ⓒ 肘
(4) ⓓ 仰臥位　　ⓔ 垂直
(5) ⓕ 低い　　　ⓖ 踏み台
(6) ⓗ 135　　　ⓘ 30
(7) ⓙ 重心

4-3 (1) ⓐ 身体　　ⓑ 数値　　ⓒ 制御　　ⓓ 付属
(2) ⓔ 留点
(3) ⓕ 予測
(4) ⓖ 浮かせ　　ⓗ 下げ
(5) ⓘ 低摩擦

4-4 その人特有の動きを援助者は感じて，その能力を伸ばす方向で援助をする。

4-5 ユニバーサルデザインとはバリアフリーとは違い，障害という概念はなく，「より多くの人が使いやすい」ということです。例えば回転式の蛇口をレバー式に変えることがバリアフリーであり，手を感知して水が出るセンサーつきの水道はユニバーサルデザインといえます。

第5章

5-1 〔解答例〕　例えば，ベッドから車椅子への移乗動作を考えます。患者さんが看護師の意図する説明をよく聞かない場合，あるいは看護師の説明が不足している場合は，両者の意図するところが異なります。そうするとその説明不足が原因で，移乗動作中に転倒するなどの事故が発生することも考えられます。看護師と患者さんとの情報交換をうまく行い，両者の意図と動作の呼吸を合わせ，移乗を上手に達成させる必要があります。

5-2 〔解答例〕 ① 患者さんや利用者の顔色，動作，態度（顔色や動作・仕草で患者さんの要求を理解する）

② 患者さんが発信する言葉の理解（虫の泣くような小さな声もキャッチし，患者さんの要求を満足させる）

③ 緊急時のナースコール（ナースコールは単なる呼び出し情報ですが，これにインターフォンが加わると患者さんの要求内容を離れた箇所でもきちんと理解できます）

5-3 〔解答例〕 発生した緊急事態（例えば突然患者が倒れる）をだれがどこで目撃したかによります。現場に関わる医療従事者が目撃したなら，状況はすぐに判断できますので，それによって関係医師をただちに呼ぶことができ，速やかな処置が可能となります。入院患者が目撃したような場合は，患者からの知らせでわかりますので，患者 → 医療関係者 → 医師という順序で情報が伝わり，そして医師の診断を仰ぐことになります。この場合は，医師に情報が伝わるまで間接的ですので時間がかかります。

5-4 〔解答例〕

①水道水（アナログ）—ペットボトルの水（デジタル）

説明：水道の水は流れていて連続なのでアナログ。ペットボトルの水は1本，2本と数えるのでデジタル。

②鉛筆（アナログ）—シャープペンシル（デジタル）

説明：鉛筆は長期間連続して使えるのでアナログ。シャープペンシルは短期間で使い終わり，つぎの芯に交換するのでデジタル。

③鉢植えの花（アナログ）—切花（デジタル）

説明：鉢植えの花は，長期にわたり楽しませてくれるのでアナログ。切花は短期で枯れてしまうのでデジタル。

5-5 ⑤

5-6 患者：転倒・転落による骨折，抗がん剤の点滴漏れによる組織
　　　　の壊死，院内感染による感染症の発症，死などを被る
　　事故を起こした本人：自信を喪失して離職，刑事罰を受ける，
　　　　　　　　　　　解雇される，人間関係の悪化など

5-7 フールプルーフ：経管栄養や点滴はそれぞれ専用のコネクター
　　　　　　　　を持ち，専用のチューブや注射器しかつなげ
　　　　　　　　ないようになっている。
　　フェールセーフ：停電時に備えて病院に自家発電機能がある，
　　　　　　　　ベッドサイドにマットレスを敷く

5-8 〔解答例〕　人間工学の基礎を学ぶことにより，身近な生活用品，道具や調理用品の使い勝手などがなぜそのような色，形，構造・材料であるかが理解できます。さらに看護や介護の分野を考えると，医療機器の使い勝手がよいことやミスや誤りを犯しにくい工夫がなされていることがわかり，医療事故を未然に防ぐことができます。看護師や介護士が重い患者や利用者を介助する場合を考えると，力学原理に基づくボディメカニクスを学習しますので，それに基づく介助や動作を行えば看護師，介護士自身の身体負担を軽減することができます。

索　引

■あ

アナログ計器　　33
アナログ情報　　154
アブラハム・マズロー　　16

イージー・スライド　　186
移乗動作　　23
医療業務環境　　10
インキュベータ　　175
インターフェース　　10

X線撮影装置　　164
ME機器　　10, 13, 40, 42, 45, 172
エラー　　175

■か

臥位　　103
看護・介護に関わる情報伝達　　156
介護ベルト　　23
会話情報　　163
鍛冶屋　　30
カラーコーディング　　180
感覚と知覚　　11
看護　　17
看護・介護技術　　14, 17, 18
看護・介護支援器機　　13
看護学生　　182
看護過程　　171
看護人間工学　　8, 182
観察　　171
観察技術　　17
関節可動域　　62

機械と情報　　163
利き手　　92

基底面　　20
基底面積　　115
機能回復訓練　　94
キーボード　　34
基本的な姿勢　　103
基本的な動作　　103
基本的欲求　　16
ギャッチベッド　　136
器用　　92
教育　　182
教育効果　　191
筋活動　　68
筋電図　　72
勤務交代時の引継ぎ　　152

計器盤　　32
ゲイトトレーニングシステム　　48
警報ランプ　　175
血圧計　　130
健康診断　　14
検査記録波形　　168

工学　　28
講義　　182
講義「人間工学」　　182
航空機の操縦席　　164
巧緻性　　18
個人差　　95
コミュニケーション　　149
コミュニケーション技術　　17
コンパティビリティ　　181
コンピュータ　　43, 169

■さ

座位　　103
座位移乗　　24

索引

採血技術　91
作業員姿勢　6
作業姿勢　115
作業動線　119

事故　175
事故防止　175
姿勢　12,69
シーツ交換　19
自動車　5
習熟過程　89
重心　21
重心の話　185
熟練者　86
手術　44
手術と情報　158
循環　72
情報　148,153,168
情報系　5
情報交換　152,161,170
情報伝達　156
情報の時空間　150
初学者　86
褥瘡　20
自律神経　59
心臓マッサージ　117
人体寸法　67
身体動作　18
心電図　72

スライディングシート　138

生活習慣　15
制御技術　45
制御の話　40
清拭　19
生体情報　157
生理的欲求　16
生理的湾曲　20
脊柱起立筋　19
脊柱障害　11
前傾姿勢　18,19

操縦系統　5

ソフトウエア　169

■た
体温計　134
体温計　135
大工　31
体性感覚　61
体性神経　59
大脳皮質　58
大脳辺縁系　59

力のモーメントの話　185
治療過程　14
治療効果　15

椎間板　18
デジタルカメラ　190
デジタル計器　33
デジタル情報　154
デジタル信号　149
デモンストレーション　185
テンキー　34
電子カルテ　14

動作効率　18,121
特殊感覚　61
トーソエクステンション/フレクション
　　　　　　　　　　　　　50
トランスファーボード　23,23,25
トレーニングマシン　47

■な
日本人間工学会　32
人間-機械系　4,167
人間-機械システム　28
人間工学　2,4,28,168
人間工学の応用　5
人間と機械　39
人間能力　28

■は
媒体の変化　149
バイタルサイン　37
ハイテク化　39

205

索　引

廃用症候群　　17, 18
ハインリッヒの法則　　175
ハードウエア　　169
パワー　　53
パワーリハビリテーション　　46, 53
ハンドリング・スリング　　186
反応時間測定　　187
ハンマー　　30

ヒヤリ・ハット体験　　175
病院　　36
標準化　　181
病棟　　38
疲労感　　70, 73, 75

フィードバック制御
　　　　41, 43, 167, 171, 175, 186
フィードフォワード制御　　44
フェールセーフ　　180
不器用　　92
負担　　18
フールプルーフ　　179
フロレンス・ナイチンゲール　　38

ベッド高さ　　123

歩行　　103
補助具　　22
ボディメカニクス　　8, 20
ホリゾンタルレッグプレス　　51

■ま

摩擦　　23

マッピング　　181
マンシェット　　38
マン-マシンシステム　　4, 28, 167

メカトロニクス　　45
免荷状態　　49

文字情報　　169
モンキーポール　　129

■や

ユニバーサルデザイン　　95

よい姿勢　　184
欲求階層説　　16

■ら

立位　　18, 103
立位移乗　　23
リハビリテーション機器　　46, 49
リフター　　25, 26
リモコンスイッチ　　34

レントゲン技師　　166

■わ

ワザ　　27, 86
悪い姿勢　　184

〈著者紹介〉

小川　鑛一　　元東京電機大学　教授

鈴木　玲子　　埼玉県立大学　保健医療福祉学部看護学科　教授

大久保祐子　　元自治医科大学　看護学部

國澤　尚子　　医療生協さいたま地域社会と健康研究所　副所長

小長谷百絵　　上智大学　総合人間科学部看護学科　教授

看護・介護のための
人間工学入門

2006年3月10日　第1版1刷発行　　　ISBN 978-4-501-41590-7 C3047
2018年9月20日　第1版3刷発行

著　者　小川鑛一・鈴木玲子・大久保祐子・國澤尚子・小長谷百絵
　　　　© Ogawa Koichi, Suzuki Reiko, Okubo Yuko,
　　　　Kunisawa Naoko, Konagaya Momoe　2006

発行所　学校法人　東京電機大学　　〒120-8551　東京都足立区千住旭町5番
　　　　東京電機大学出版局　　　　Tel. 03-5284-5386(営業) 03-5284-5385(編集)
　　　　　　　　　　　　　　　　　Fax. 03-5284-5387　振替口座 00160-5-71715
　　　　　　　　　　　　　　　　　https://www.tdupress.jp/

JCOPY　＜(社)出版者著作権管理機構　委託出版物＞
本書の全部または一部を無断で複写複製（コピーおよび電子化を含む）することは，著作権法上での例外を除いて禁じられています。本書からの複製を希望される場合は，そのつど事前に，(社)出版者著作権管理機構の許諾を得てください。
また，本書を代行業者等の第三者に依頼してスキャンやデジタル化をすることはたとえ個人や家庭内での利用であっても，いっさい認められておりません。
[連絡先] Tel. 03-3513-6969，Fax. 03-3513-6979，E-mail：info@jcopy.or.jp

印刷：新日本印刷(株)　　製本：渡辺製本(株)　　装丁：高橋壮一
落丁・乱丁本はお取り替えいたします。　　　　　　　　Printed in Japan

東京電機大学出版局 書籍のご案内

バイオメカニズム・ライブラリー
看護動作のエビデンス

バイオメカニズム学会編
小川・鈴木・大久保・國澤・小長谷共著　A5判　176頁
筆者らが約10年にわたり実験・研究してきたボディメカニクスを意識した看護・介助動作について，有効性や活用事例をまとめた関係者必読の書。

バイオメカニズム・ライブラリー
生体情報工学

バイオメカニズム学会編　赤澤堅造 著　A5判　176頁
科学技術と人間の関係が急速に密接になってきている状況で，生体についての基礎知識はエンジニアにとって必須である。生体機能の知識と工学との関連を平易に解説。

看護動作を助ける
基礎 人間工学

小川鑛一 著　A5判　242頁
看護者が患者を看護・介助する際の良好な動作について，人間工学の立場からイラストを多く用いてやさしく解説。

初めて学ぶ
基礎 制御工学　第2版

森政広／小川鑛一 共著　A5判　288頁
初めて制御工学を学ぶ人のために，多岐にわたる制御技術のうち，制御の基本と基礎事項を厳選し，わかりやすく解説したものである。

初めて学ぶ
電子工学

小川鑛一 著　A5判　274頁
初めて学ぶ人のために，電子機器や計測制御機械などの動作が理解できるように，基礎的な内容をわかりやすく解説。

バイオメカニズム・ライブラリー
人と物の動きの計測技術
～ひずみゲージとその応用～

バイオメカニズム学会編　小川鑛一著　A5判　144頁
初学者を対象にひずみゲージの原理や使い方を平易に解説。また，筆者の看護・介助師の動作研究をもとにした人間工学への応用事例や手法を解説。

バイオメカニズム・ライブラリー
表面筋電図

バイオメカニズム学会 編
木塚朝博・増田正・木竜徹・佐渡山亜兵 共著
筋電図測定法の基礎から，適切な測定方法の種々ノウハウまでをとりまとめたものである。

代謝工学　原理と方法論

G.N.ステファノポーラス他著　清水・塩谷訳
B5判　578頁
本書は，基本原理から具体的方法論までを工学的応用に向け解説。バイオ技術者や生命工学関係の研究者，学生必携の書。

初めて学ぶ
基礎 機械システム

小川鑛一 著　A5判　168頁
初めて学ぶ人のために，基本的機械要素であるばね，ダンパー，質量の組合せ機械システムに対する運動方程式の誘導方法と，それらを解くラプラス変換についてわかりやすく解説。

初めて学ぶ
基礎 ロボット工学

小川鑛一／加藤了三 共著　A5判　258頁
初学者向けに，ロボットとは何か，ロボットはどのような構造・機能を持ち，それを動かす方法はいかにあるべきかを平易に解説。

* 定価，図書目録のお問い合わせ・ご要望は出版局までお願いいたします。
URL　http://www.tdupress.jp/